L'ŒUVRE MÉDICO-CHIRURGICAL

Dr CRITZMAN, Directeur

Suite

DE

Monographies Cliniques

SUR

les Questions Nouvelles

en Médecine
en Chirurgie, en Biologie

N° 24

(publié le 22 janvier 1901)

L'ANALGÉSIE CHIRURGICALE

PAR VOIE RACHIDIENNE

(Injections sous-arachnoïdiennes de Cocaïne.)

TECHNIQUE — RÉSULTATS — INDICATIONS

PAR

Le Dr TUFFIER

PROFESSEUR AGRÉGÉ A LA FACULTÉ DE MÉDECINE DE PARIS,
CHIRURGIEN DES HOPITAUX.

Chaque monographie séparément 1 fr. 25

PRIX DE L'ABONNEMENT A 10 MONOGRAPHIES : 10 FRANCS — ÉTRANGER : 12 FRANCS

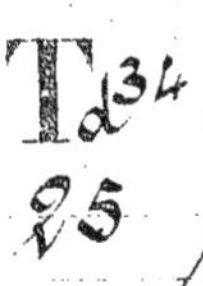

PARIS

MASSON ET Cie, ÉDITEURS

LIBRAIRES DE L'ACADÉMIE DE MÉDECINE

120, BOULEVARD SAINT-GERMAIN

1901

CONDITIONS DE LA PUBLICATION

La science médicale réalise journellement des progrès incessants, les questions et découvertes vieillissent pour ainsi dire au moment même de leur éclosion. Les traités de médecine et de chirurgie, quelque rapides que soient leurs différentes éditions, auront toujours grand'peine à se tenir au courant.

C'est pour obvier à ce grave inconvénient, auquel les journaux, à cause de leur devoir de donner les nouvelles médicales de toutes sortes et nullement coordonnées, ne sauraient remédier, que nous avons fondé, avec le concours des savants et des praticiens les plus autorisés, un recueil de Monographies destinées à pouvoir être ajoutées par le lecteur même aux traités de médecine et de chirurgie qu'il possède, les tenant ainsi au courant de toutes les innovations et de toutes les grandes découvertes médicales.

Nous tenant essentiellement sur le terrain pratique, nous essayons de donner à chaque problème une formule complète. La valeur et l'importance des questions sont examinées d'une manière critique, de façon à constituer un chapitre entier, digne de figurer dans le meilleur traité médico-chirurgical.

La *Médecine* proprement dite, la *Thérapeutique*, la *Chirurgie* et toutes *les spécialités médicales* sont représentées dans notre collection. Les Sciences naturelles n'y seront pas non plus négligées. La *Zoologie*, la *Microbiologie* avec la sérothérapie et les problèmes de l'immunité, la *Chimie biologique* et les toxines trouveront une large place dans cette publication.

Chaque question y est traitée, soit par celui dont les travaux l'ont soulevée, soit par l'un des auteurs les plus compétents, et chacun, homme de science, praticien ou simple étudiant, pourra facilement et sans perte de temps y étudier la question qui l'intéresse. On y trouvera réunies la presque totalité des grandes découvertes médicales traitées d'une manière classique. Par sa nature même, par son but, notre publication doit être et sera absolument éclectique. Elle ne dépendra d'aucune école.

Les **Monographies** *n'ont pas de périodicité régulière.*

Nous publions, aussi souvent qu'il est nécessaire, des fascicules de 30 à 40 pages, dont chacun résume une question à l'ordre du jour, et cela de telle sorte qu'aucune ne puisse être omise au moment opportun.

Les Éditeurs acceptent des souscriptions payables par avance, pour une série de 10 monographies, au prix de 10 francs pour la France et 12 francs pour l'étranger.

Chaque Monographie est vendue séparément 1 fr. 25.

Toutes les communications relatives à la Direction doivent être adressées sous le couvert du Dr Critzman, 45, avenue Kléber, à Paris.

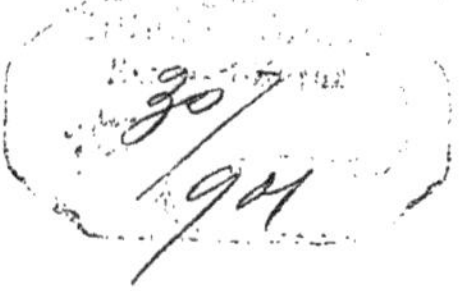

L'ANALGÉSIE CHIRURGICALE

PAR VOIE RACHIDIENNE

(Injections sous-arachnoïdiennes de Cocaïne.)

TECHNIQUE — RÉSULTATS — INDICATIONS

PAR

Le Dr TUFFIER

PROFESSEUR AGRÉGÉ A LA FACULTÉ DE MÉDECINE DE PARIS,
CHIRURGIEN DE L'HOPITAL BEAUJON.

I

HISTORIQUE

L'analgésie chirurgicale par voie rachidienne a été tentée pour la première fois, en 1885, par Léonard *Corning*, médecin neuro-pathologiste de New-York. Dans une série de recherches sur la thérapeutique locale de la moelle, cet auteur ayant essayé d'injecter une solution de cocaïne à des profondeurs variables *entre les vertèbres*, réussit à obtenir une insensibilité parfaite non seulement de la région lombaire, mais encore des membres inférieurs. Au début Corning injectait la cocaïne dans l'espace inter-vertébral, pensant que l'alcaloïde était absorbé par le réseau veineux péri-rachidien et de là transporté dans la moelle. Aussi n'essayait-il même pas d'injection intra-rachidienne, craignant une blessure possible de la substance médullaire. Ce n'est que plus tard, après des recherches plus approfondies, qu'il se décida à ponctionner les méninges et à déposer la solution cocaïnée directement sur la portion lombaire de la moelle.

Le premier mémoire de Corning parut en 1885; il est intitulé : « Spinal Anæsthesia and local Medication of the Cord » (*New York med. Journ.*, 1885, vol. XLII); il résume la période d'essai, celle des injections péri-rachidiennes. Dans une monographie parue l'année suivante : « Local Anæsthesia » (*Appleton*, 1886), l'auteur se demande jusqu'à quel point on peut enfoncer l'aiguille dans l'espace inter-vertébral sans risquer de blesser la moelle; il décrit sa technique opératoire et donne quatre observations de malades auxquels il injecta, entre la 10e et la 11e vertèbre dorsale, de la cocaïne mélangée à d'autres substances médicamenteuses (teinture d'aconit, acide pyrogallique). Poursuivant toujours ses recherches, l'auteur les publie successivement dans *Medical Record* (1888, vol. XXXIII, p. 294) et dans une dernière monographie parue en 1894, « Pain » (*Lippincott*, 1894). Dans ce dernier mémoire, qui résume tous ses travaux, l'auteur écrit : « J'ai continué mes expériences jusqu'à ce que, m'étant convaincu de l'utilité de pénétrer dans les méninges pour mieux arriver à la moelle, j'ai commencé à produire l'anesthésie médullaire en ponctionnant délibérément les membranes de la moelle lombaire et en déposant la solution cocaïnée directement sur la queue de cheval ».

Les travaux de Corning sont restés dans l'oubli et complètement ignorés même de ses compatriotes, qui n'ont commencé à employer cette méthode qu'au retour du dernier Congrès international de Paris, après m'avoir vu opérer. C'est Marcus qui les en a tirés en publiant récemment son article « Medulla narcosis (Corning's method); its History and Development » (*Medical Record*, 13 octobre 1900, p. 561), où il réclame pour son compatriote la priorité de l'idée.

L'étude vraiment scientifique de l'analgésie médullaire par injection sous-arachnoïdienne de cocaïne, date de l'époque où *Quincke*[1] inventa la ponction lombaire et montra son innocuité.

Quincke pensait, par la simple ponction lombaire, être en possession d'une nouvelle méthode thérapeutique : il espérait que la décompression du cerveau pourrait modifier favorablement l'évolution de certaines maladies incurables, telles que la méningite tuberculeuse, la paralysie générale progressive, l'épilepsie. Les espérances de Quincke ne se sont pas réalisées et aujourd'hui la question de la « lumbal-ponction » est à peu près jugée : on peut dire que la soustraction, même répétée, d'une plus ou moins grande quantité de liquide céphalo-rachidien n'a aucune valeur thérapeutique.

Ces conclusions avaient déjà été formulées par *Chipault*[2] dans un mémoire lu à l'Académie de Médecine en 1897. « L'avenir thérapeutique de la ponction lombo-sacrée, disait-il, est, non pas dans l'évacuation pure et simple d'une quantité plus ou moins grande de liquide céphalo-rachidien, mais soit dans la substitution à ce liquide de sérum artificiel, soit dans l'introduction, au contact des lésions qu'il s'agit de traiter, de *liquides thérapeutiques* diffusibles dans le liquide céphalo-rachidien ou de sérums microbiens. »

Les premières recherches dans ce sens furent entreprises par *Sicard*[3]

---

1. Quincke, Die Lumbalponction des Hydrocephalus (*Berliner klinische Wochenschrift*, 21 sept. 1891, n° 38).

2. Chipault, La ponction lombo-sacrée; matériel, technique, utilité diagnostique et thérapeutique (*Acad. de médec.*, 6 avril 1897).

3. Sicard (A.), Essais d'injections microbiennes, toxiques et thérapeutiques par voie céphalo-rachidienne (Soc. de Biologie, 30 avril 1898).

(février 1898). Encouragé par des expériences préliminaires chez les animaux, cet auteur put, chez un malade, au 8e jour d'un tétanos franchement déclaré, abandonner dans l'espace sous-arachnoïdien, après ponction lombaire, 4 centimètres cubes de sérum anti-tétanique : l'injection ne fut nullement douloureuse, il n'y eut aucune réaction morbide consécutive. Quelque temps après, chez deux paralytiques généraux, Sicard injectait, avec la même innocuité, dans l'espace sous-arachnoïdien, 10 centimètres cubes de solution salée à 5 p. 100. Ces résultats étaient bientôt confirmés par *Jaboulay* [1], puis par *Jacob* [2], qui expérimentait également chez le chien l'injection sous-durale d'iodure de potassium et de bleu de méthylène. Dès ce moment, il était donc déjà prouvé que non seulement la ponction lombaire, *mais encore l'injection sous-arachnoïdienne de liquides salins étaient inoffensives.*

C'est en s'appuyant sur ces recherches que *Sicard* [3] fit ses premières injections sous-arachnoïdiennes lombaires de cocaïne ; expérimentant sur le chien, il montra que l'inoculation dans 2 centimètres cubes d'eau de 0 gr. 005 milligrammes à 0 gr. 01 centigramme de chlorhydrate de cocaïne par kilogramme d'animal, amène rapidement et successivement l'*analgésie* superficielle et profonde, d'abord du train postérieur, puis des flancs, du thorax, du train antérieur, enfin de la tête de l'animal. Jusqu'alors on n'avait étudié que l'action de simples badigeonnages de cocaïne sur la moelle mise à nu (Odier) ou l'injection de cocaïne intra-cérébrale (Fr. Franck, Tumass et autres), ou dans le nerf lui-même (Fr. Franck) ; Sicard étudia et décrivit tous les phénomènes qui succèdent à l'inoculation sous-arachnoïdienne de ce corps chez l'animal.

Vers cette même époque *Bier* [4], professeur à l'université de Kiel, et qui ignorait les recherches de Sicard sur ce sujet (les recherches, jusque-là inédites de ce dernier, n'ont en effet paru que le 20 mai 1899 [Soc. de Biologie] tandis que le mémoire de Bier fut publié en avril). Bier donc, partant de l'idée que l'injection d'une petite quantité de cocaïne dans le canal rachidien, pratiquée aseptiquement, tout en étant dépourvue de danger, doit avoir pour effet, par suite de la suppression temporaire des fonctions des cellules ganglionnaires des racines nerveuses et des nerfs privés de leurs gaines qui se trouvent dans cette cavité, d'insensibiliser les régions tributaires de ces appareils nerveux, se crut autorisé à injecter du chlorhydrate de cocaïne dans le canal rachidien de six malades atteints de lésions chirurgicales diverses des membres inférieurs et il put, après cette injection, effectuer sur ces régions, sans la moindre douleur, des résections osseuses ainsi que l'évidement de foyers ostéo-tuberculeux ou ostéo-myélitiques.

1. Jaboulay, Drainage de l'espace sous-arachnoïdien et injection de liquides médicamenteux dans les méninges (*Lyon médical*, 15 mai 1898).

2. Jacob (P.), Duralinfusion (*Berliner klinische Wochenschrift*, 23 et 30 mai 1898, n°s 21 et 22).

3. Sicard (A.), Injection sous-arachnoïdienne de cocaïne chez le chien (Soc. de Biol., 20 mai 1899).

4. A. Bier, Ueber Cocaïnisirung des Rückenmarks (*Deutsche Zeitschrift für Chirurgie*, 1899, t. II, p. 361).

Le professeur de Kiel n'a pas craint d'expérimenter sur lui-même et sur son assistant Hildebrandt la cocaïnisation de la moelle.

Quelques mois après, *Sicard et Gasne*[1], qui ont pris connaissance des résultats obtenus par Bier, essayent d'appliquer sa méthode au traitement des douleurs fulgurantes des tabétiques. Dans deux cas ils ont pu provoquer ainsi un amendement des symptômes douloureux, mais cet amendement ne fut que momentané.

En octobre suivant, *Seldowitch*[2] publie les résultats qu'il a obtenus avec *Zeidler* dans la cocaïnisation de la moelle. Ces auteurs ont pu opérer quatre femmes pour des lésions plus ou moins étendues des membres inférieurs (cancers, sarcome, tuberculose).

Voici comment j'ai été moi-même, vers la même époque, conduit à employer ce mode d'anesthésie. En octobre 1899 se trouvait dans mon service un malheureux jeune homme atteint d'un ostéo-sarcome inopérable de l'os iliaque. Les douleurs étaient tellement vives que la morphine n'arrivait plus à les calmer. Chaque matin je voyais ce malade qui, encore plein de vie, me réclamait un soulagement par un moyen quelconque et, à son intention, j'avais même étudié la résection des racines postérieures des nerfs rachidiens. Mais, avant d'en arriver là, je me demandai si on ne pourrait pas introduire un liquide anesthésique au contact des nerfs de la queue de cheval et l'idée de cocaïne se présenta la première. Je priai mon interne, M. Michaud, de faire à ce malade une ponction lombaire de Quincke et de remplacer le liquide écoulé par 2 centimètres cubes d'une solution de cocaïne à 1 p. 100. Le résultat obtenu fut vraiment remarquable : après quelques minutes, les douleurs disparurent, le malade, qui était couché en chien de fusil depuis plusieurs jours, recouvra l'usage de ses membres et put même se lever; en même temps il accusait une anesthésie absolue à la douleur, anesthésie remontant jusqu'à l'ombilic. Malheureusement cette trêve ne dura que quelques heures; dans la soirée il y eut de la céphalalgie et le lendemain les douleurs avaient repris leur intensité. Deux jours après une nouvelle injection donnait les mêmes résultats, mais l'anesthésie, bien précisée, nous prouvait que les régions superficielles et profondes, normales ou malades, étaient insensibles pendant deux heures; les tractions ou les pressions sur la tumeur n'éveillaient pas la moindre sensation douloureuse.

A ce moment j'avais dans mon service une autre malade atteinte d'un énorme sarcome récidivé de la cuisse, sarcome provoquant de vives douleurs, mais susceptible d'être enlevé. Je fis chez cette femme la même injection cocaïnée, j'observai la même anesthésie et, à ma très grande surprise, je pus extirper le sarcome sans qu'elle éprouvât la moindre douleur. Craignant un retour précoce de la sensibilité, je menai très rapidement l'opération et j'eus bien tort, car l'analgésie dura plus d'une heure. C'est

---

1. Voy. Sicard (A.), Les injections sous-arachnoïdiennes et le liquide céphalo-rachidien (*Thèse de Paris*, 1900, p. 136).

2. Seldowitch, Ueber Cocaïnisirung des Rückenmarks (*Centralbl. für Chir.*, 1899, t. XLI, p. 1110).

alors, et alors seulement, qu'ayant appris par l'un de mes internes les recherches de Sicard, je priai notre collègue de venir m'assister : il m'annonça que Bier m'avait précédé dans cette voie et que deux chirurgiens russes, Seldowitch et Zeidler, l'y avaient déjà suivi. Craignant que le peu de retentissement de ces faits et surtout l'abandon qu'en avaient fait ces auteurs ne fût dû à quelque désastre, je fis demander à Bier les causes de son silence depuis sa première publication. Sa réponse fut qu'il ne croyait pas que la méthode, à cause des troubles subjectifs que cause parfois la cocaïnisation de la moelle épinière, fût encore pratique [1].

Je continuai donc mes recherches. Le 11 novembre 1899 [2] je faisais, devant la Société de Biologie, une première communication sur ce sujet. M'appuyant sur une statistique de 6 interventions, je concluais de la façon suivante : les injections de cocaïne sous l'arachnoïde lombaire donnent une analgésie qui rend possible toutes les interventions sur les membres inférieurs ; les résultats sont également positifs pour l'hystérectomie vaginale ; ils sont négatifs pour les opérations abdominales. J'avais pu, en effet, pratiquer, sans que la malade ressentît la moindre douleur, une hystérectomie vaginale chez une femme présentant une suppuration pelvienne ancienne. Par contre deux tentatives de laparotomie après injection cocaïnée n'avaient donné que des résultats négatifs. Je cherchai alors à perfectionner ma technique, à trouver le titre d'une solution provoquant un maximum d'effets avec un minimum de céphalalgie ou de vomissements, à obtenir une injection rigoureusement aseptique ; je cherchai également si l'injection faite plus haut qu'on ne l'avait indiqué ne permettrait pas d'étendre le champ opératoire ; enfin, dans le même but, j'essayai de placer le malade dans diverses positions au moment de l'injection. Le résultat de ces tentatives fut que, déjà à la fin de novembre 1899 [3], j'étais parvenu à pratiquer des interventions sur l'anus, le rectum, le périnée, l'urèthre et même la vessie ; dans tous les cas l'analgésie avait été parfaite. — Six mois après, en mai 1900 [4], j'avais considérablement étendu le champ de mes interventions, pratiquant non seulement toutes les opérations sur le périnée, la vessie, le vagin et le rectum, mais encore toute la chirurgie abdominale y compris l'estomac et enfin des ablations du rein et de la mamelle ; d'autre part j'avais perfectionné la technique des injections et j'en donnai une description qui, je crois, a fixé définitivement cette technique, car elle a été adoptée par la très grande majorité des chirurgiens étrangers et français qui ont essayé ce mode d'anesthésie et qui presque tous en ont appris dans mon service, ou par mes élèves, le modus faciendi.

1. Voy. Cadol, L'anesthésie par les injections de cocaïne sous l'arachnoïde lombaire (*Thèse de Paris*, 1900 p. 30).

2. Th. Tuffier, Analgésie chirurgicale par l'injection de cocaïne sous l'arachnoïde lombaire (*Société de Biologie*, 11 novembre 1899, et *Presse médicale*, 15 novembre 1899, n° 91, p. 294).

3. Th. Tuffier, Analgésie par injection cocaïnée dans l'espace sous-arachnoïdien lombaire (*Société de Chirurgie*, 29 novembre 1899).

4. Th. Tuffier, Anesthésie médullaire chirurgicale par injection sous-arachnoïdienne lombaire de cocaïne ; technique et résultats (*Semaine médicale*, 16 mai 1900, n° 21, p. 167).

Entre temps avaient paru un nouveau travail de *Sicard* [1] sur la ponction lombaire, une communication de *Pousson et Chavanaz* [2], la thèse de mon élève *Cadol* [3], un mémoire de *Schiassi* [4], les recherches expérimentales de *Golebsky* [5], enfin la thèse de *Dietz* [6] et la communication de *Jonnesco* [7].

Depuis la publication de ma Technique, les travaux sur cette question se multiplient. Ce sont d'abord le travail de *Gumprecht* [8], le mémoire de *Bibot* [9], celui de *Kreis* [10], sur les premières applications du procédé à l'obstétrique, la communication de *Doléris* [11] sur le même sujet. En juillet paraît mon mémoire sur l'anesthésie médullaire en gynécologie [12], puis en août, un 2e mémoire de *Bibot* [13], la thèse de *Sabatini* [14], enfin, encore dans le domaine de l'obstétrique, le travail de *Marx* [15], et la communication de *Dupaigne* [16]. Je dois ajouter que bien que cette communication de Dupaigne n'ait eu lieu qu'en août il avait, dès le mois de février 1900, et à mon instigation, essayé l'application de l'analgésie médullaire en obstétrique.

En ce même mois d'août, le 13e Congrès international de médecine, qui se tint à Paris, donna lieu à plusieurs communications. Je citerai dans la « Section de chirurgie générale » celles de *Severeanu et Gerota* [17], *Tuffier* [18], *Nicoletti* [19], *Racoviceanu-Pitesci* [20]; dans la « Section de Pathologie générale »,

1. Sicard (A.), La ponction lombaire (*Presse médicale*, 6 décembre 1899, n° 97, p. 333).

2. Pousson et Chavannaz, 3 cas d'injection sous-arachnoïdienne de cocaïne (*Journal de médecine de Bordeaux*, 4 février 1900, n° 5, p. 89).

3. Cadol (A.), L'anesthésie par les injections de cocaïne sous l'arachnoïde lombaire (*Thèse de Paris*, 1900).

4. Schiassi (B.), Un procédé simplifié de cocaïnisation de la moelle (*Semaine médicale*, 14 mars 1900, n° 11, p. 94).

5. Golebsky, De la cocaïnisation de la moelle (*Gazette de Botkin* [en russe], mars 1900, n° 18).

6. Diez (H.), Etude des injections sous-arachnoïdiennes de chlorhydrate de cocaïne (*Thèse de Paris*, 1900).

7. Jonnesco, 4 cas d'analgésie par injection de cocaïne dans le sac lombaire (*Bull. et Mém. de la Soc. de chir. de Bucarest*, 1900, II).

8. Gumprecht, Ponction et injection lombaire (*Deutsche medicinische Wochenschrift*, juin 1900).

9. Bibot. Un nouveau procédé d'anesthésie chirurgicale (*Bull. du Synd. médic. de la prov. de Namur*, juin 1900).

10. Kreis (*Centralbl. f. Gynäkologie*, juillet 1900).

11. Doléris, Anesthésie obstétricale par injection de cocaïne dans l'arachnoïde lombaire (*Académie de médecine*, 17 juillet 1900).

12. Tuffier, L'anesthésie médullaire en gynécologie (*Revue de Gynécol. et de Chir. abdom.*, 1900, fasc. 4, p. 683).

13. Bibot, De l'anesthésie par l'injection de cocaïne dans le canal rachidien (*Bull. du Synd. méd. de la prov. de Namur*, août 1900).

14. Sabatini, Analgesia por inyeccion subaracnoïdes de cocaïna (*Thèse de Buenos-Ayres*, août 1900).

15. Marx (*Medical News*, 25 août 1900).

16. Dupaigne, Sur les injections sous-arachnoïdiennes de cocaïne en obstétrique (*Acad. de Méd.*, 28 août 1900).

17. Severeanu et Gerota, L'analgésie chirurgicale par les injections de cocaïne dans le canal rachidien.

18. Tuffier, De l'anesthésie médullaire par injection de cocaïne sous l'arachnoïde lombaire.

19. Nicoletti, Recherches expérimentales et histo-pathologiques sur l'anesthésie médullaire au moyen d'injections de chlorhydrate de cocaïne sous l'arachnoïde lombaire. — Voy. aussi du même auteur : — L'anestesia cocaïnica del medollo spinale mercé iniezione sotto-aracnoidea lombare (*Archiv. ital. di Ginecol.*, août 1900, p. 300).

20. Racoviceanu-Pitesci, Anesthésie par l'injection de cocaïne dans le canal médullaire.

celle de *Füster* [1], enfin dans la « Section de Neurologie et Psychiatrie » celle de *Pitres* [2]. Ces deux dernières communications, bien que ne traitant pas directement de l'anesthésie médullaire par injection de cocaïne, méritent cependant d'être signalées, car elles touchent à la question importante de la Physiologie pathologique de ces injections.

Dans ces derniers temps enfin ont paru les mémoires de *de Rouville* [3], *Hahn* [4], *F. Dumont* [5], une critique de *Bier* [6], un 2e mémoire de *Marx* [7], les articles de *Marcus* [8], de *Patesya* et *Lovisone* [9], de *Stouffs* [10], les revendications de *Corning* [11] enfin, pour terminer, les travaux de *Legueu* et *Kendirdjy* [12], *Engelmann* [13], *Tuffier* [14], *Tuffier* et *Hallion* [15], *Doléris* et *Malartic* [16], *Barragan y Bonet* [17], *Villar* [18] et les thèses de mes élèves *Nicolaenkoff* [19] et *Salmon* [20].

1. Füster, Troubles physiques et psychiques observés chez l'homme dans le cocaïnisme aigu expérimental.

2. Pitres, Les injections de cocaïne comme moyen de diagnostic du siège des excitations algésiogènes dans les affections névralgiques.

3. De Rouville, Quelques faits personnels d'anesthésie médullaire chirurgicale (*Nouveau Montpellier médical*, 1900, n° 35).

4. Hahn. Ueber Cocaïsirung des Rückenmarks (*Mittheil. f. d. Greuzgeb. der Medic. u. Chir.*, sept. 1900, p. 336-341).

5. F. Dumont, Zur Cocaïnisirung des Rückenmarkes (*Corrspondenzblatt f. Schweizer Aertze*, 1er octobre 1900, n° 19).

6. Bier (A.), Bemerkungen zur Cocaïnisirung des Rückenmarks (*Münch. medic. Wochenschrift*. 4 septembre 1900, n° 36, p. 1226).

7. Marx. Medullary narcosis during labor (*Medical Record*, 6 oct. 1900).

8. Marcus, Medullary narcosis (Conning's Method); its history and development (*Medical Record*, 13 octobre 1900, p. 563).

9. Pastega et Lovisoni, L'anestesia per iniezione di cocaïna nell' aracnoïde lombare (*Ann. de méd. navale*, octobre 1900).

10. Stouffs, L'anesthésie médullaire par l'injection de cocaïne, procédé de Tuffier (*La Presse médicale belge*, 14 octobre 1900, n° 41).

11. Corning, Som conservative jottings à propos of spinal Anæsthesia (*Medical Record*, 20 octobre 1900).

12. Legueu et Kendirdjy, De l'anesthésie par l'injection lombaire intra-rachidienne de cocaïne et l'eucaïne (*Presse médicale*, 27 octobre 1900, n° 89).

13. P. Engelmann, L'eucaïne B, dans l'anesthésie médullaire (*Munch. med. Wochenschrift*, novembre 1900, n° 44, p. 1531).

14. Tuffier, Un mot d'histoire à propos de l'analgésie chirurgicale par voie rachidienne (*Presse médicale*, 7 novembre 1900, n° 92, p. 323). — Analgésie cocaïnienne par voie rachidienne (*Semaine médicale*, 12 déc. 1900, p. 423).

15. Tuffier et Hallion, Expériences sur l'injection sous-arachnoïdienne de cocaïne; technique (*Soc. de Biologie*, 3 novembre 1900). — Mécanisme de l'anesthésie par injections sous-arachnoïdiennes de cocaïne (*Soc. de Biologie*, 8 déc. 1900).

16. Doleris et Malartic, Analgésie obstétricale par injection sous-arachnoïdienne de cocaïne (*Société d'obstétrique, de gynécologie et de pédiatrie*, 9 novembre 1900).

17. M. Barragan y Bonet, Anestesia quirurgica producida por las inyecciones intra-raquideas de cocaïna (*Revista de medic. y cirugia practicas*, 28 octobre 1900, n° 664, p. 129).

18. F. Villar, De l'anesthésie chirurgicale médullaire par injection sous-arachnoïdienne lombaire de chlorhydrate de cocaïne (*Gaz. hebd. des sc. méd. de Bordeaux*, 25 novembre 1900, n° 47, p. 557).

19. Nicolaenkoff, L'anesthésie par la cocaïnisation de la moelle (*Thèse de Paris*, novembre 1900).

20. Salmon, L'analgésie médullaire par injection sous-arachnoïdienne de cocaïne en chirurgie urinaire (*Thèse de Paris*, 1900).

II

TECHNIQUE OPÉRATOIRE

La *Technique* des injections sous-arachnoïdiennes lombaires, telle que je l'ai réglée dans mes différentes publications sur ce sujet, est des plus simples : après l'avoir pratiquée plus de 250 fois, après avoir pris connaissance de près d'un millier de cas qui m'ont été communiqués par mes élèves, je puis la recommander.

Je conseille de ne pas faire cette injection dans la salle d'opération pour éviter toute émotion au patient. Je me sers, pour pratiquer les injections, de la seringue de Pravaz stérilisable [1]. L'*aiguille* que j'ai fait construire réalise les conditions suivantes : elle est suffisamment *longue* pour traverser aisément les plans qui séparent la peau de l'espace sous-arachnoïdien et dont l'épaisseur est variable suivant que les sujets sont plus ou moins gras ou musclés. Elle est en *platine irridié* facilement stérilisable et mesure *8 centimètres* de long; son diamètre externe est de *10 dixièmes de millimètre*, son diamètre interne de *6 dixièmes de millimètre*. Elle est assez *solide* pour ne pas se tordre quand le chirurgien inexpérimenté heurte les lames vertébrales avant de pénétrer dans le canal rachidien. Enfin, détail nécessaire, sa portion piquante est taillée en biseau très court [2].

La *solution de cocaïne* que j'emploie est au titre de 2 p. 100 [3]. Elle doit être *stérile* et préparée depuis peu de temps. Toute solution trouble doit être absolument écartée [4]. Le liquide à injecter doit être soigneusement *stérilisé*. Mon préparateur, M. Carrion, procède de la façon suivante : la solution est portée à 60° C., dans un bain-marie, pendant une heure, puis laissée à 38° ou 36° pendant 24 heures; on la reporte de nouveau à 60°

1. La seringue en verre opaque à piston plein, seringue de Malassez, dite de Luër, a le désavantage de ne pas laisser voir son contenu. Toute seringue stérilisable suffit, pourvu qu'elle soit bonne, mais il faut bien s'assurer de son fonctionnement parfait.

2. Les aiguilles ordinaires, à long biseau très oblique, présentent un grave inconvénient : c'est que leur long orifice peut se trouver dans le fourreau rachidien à cheval sur la membrane, si bien qu'une portion plonge dans le liquide sous-arachnoïdien, mais que l'autre portion reste en dehors du fourreau : l'injection faite par l'aiguille s'écoulera ainsi en partie dans l'espace sous-arachnoïdien et en partie en dehors de cet espace. Les aiguilles trop longues risquent de heurter la paroi antérieure du canal et de léser les nerfs.

3. Corning se servait d'une solution ordinaire de cocaïne à 3 p. 100, simple (*New York med. Journ.*, 1885, p. 483, et *Local Anæsthesia*, Appleton, 1886), ou additionnée de V gouttes de teinture d'aconit (« Pain », *Lippincott*, 1894).

Bier (*loc. cit.*) injectait 1/2 à 3 cc. d'une solution de titre variable (1/2 à 1 p. 100). Seldowitch et Zeidler employaient les mêmes doses (*loc. cit.*).

Schiassi (*loc. cit.*) injectait 1 cc. d'une solution à 1 p. 100, qu'il additionna, dans un cas, sans inconvénient, de 0,003 millig. de morphine.

4. Dans plusieurs essais, il m'est arrivé d'obtenir une analgésie imparfaite et incomplète. Cet insuccès était dû à l'emploi d'une solution de cocaïne ne présentant pas une absolue limpidité. Il suffisait, dans ces cas, de répéter sur le même suje l'injection avec une solution fraîche, pour obtenir le résultat désiré.

dans le bain-marie, puis on la laisse refroidir à 38°. Cette opération, répétée
trois ou quatre fois de suite, assure seule la stérilisation parfaite du liquide,

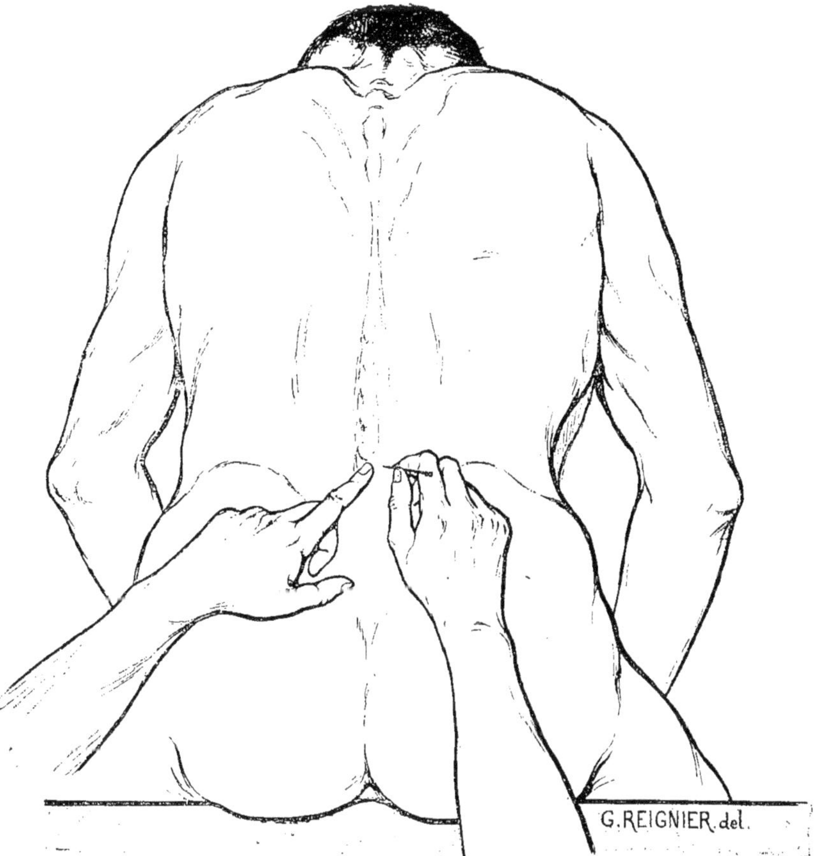

Fig. 1. — Le malade est assis sur la table; les crêtes iliaques ayant été préalablement déterminées,
l'apophyse épineuse correspondant à la ligne transversale bi-iliaque est repérée par l'index gauche,
la main droite engage l'aiguille directement en avant et en dedans à 1 centimètre en dehors de
cette apophyse (Tuffier).

sans altérer ses propriétés. Le liquide est ensuite conservé dans des
ampoules stérilisées contenant chacune 2 grammes d'une solution à 2 0/0 [1].
J'ai essayé et abandonné toutes les autres substances préconisées dans le
même but.

La *technique opératoire* proprement dite est la suivante : je pratique les
injections, *le sujet étant assis*, les deux bras portés en avant (fig. 1) [2]. La

1. Il ressort de nos recherches avec Carrion que quand on chauffe au delà de 60°, la
cocaïne perd peu à peu ses propriétés et change de composition.
2. Dans mes premières observations, je plaçais l'opéré, pour pratiquer l'injection,

région lombaire est aseptisée par un savonnage à la brosse et un lavage
à l'alcool. Le tronc étant dans la rectitude, les crêtes iliaques sont repérées

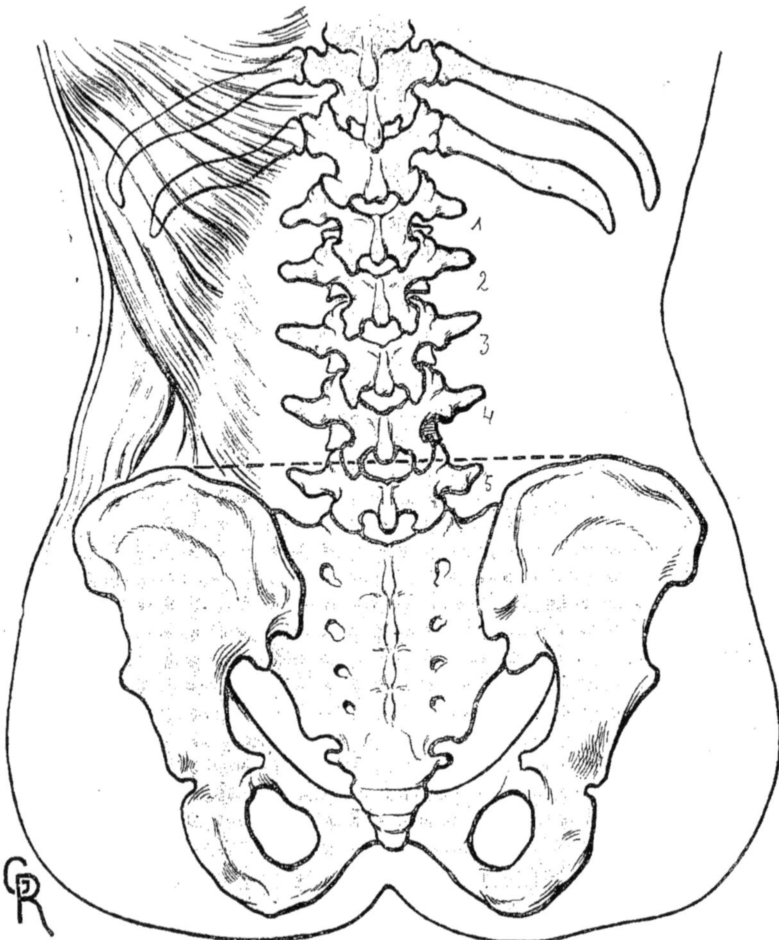

Fig. 2. — La ligne pointillée indique la vertèbre qui correspond à une ligne horizontale passant
par les crêtes iliaques (Tuffier).

(fig. 2) : la ligne transversale qui les réunit passe au niveau de la quatrième

dans le décubitus latéral gauche, les membres inférieurs fléchis sur l'abdomen, le
tronc également fléchi en avant, le malade étant, en quelque sorte, pelotonné sur lui-
même, pour rendre facilement accessible sa colonne vertébrale et produire l'écartement nécessaire entre les lames vertébrales. Il m'a semblé que, dans cette position,
la colonne vertébrale était sujette à des déviations, à des inflexions qui rendent la
ponction lombaire parfois difficile; aussi n'y ai-je plus recours que quand je crains
une syncope.

vertèbre lombaire (apophyse épineuse). Au niveau de cette ligne, on peut pénétrer dans le canal médullaire[1]

L'index gauche marquant l'apophyse épineuse trouvée, on recommande au malade d'incliner fortement le tronc en avant, de façon à faire « gros dos » (fig. 1). Ce mouvement a pour effet de produire entre les lames vertébrales de la vertèbre repérée et de la vertèbre sous-jacente un écartement de 1 centimètre et demi environ. A ce moment, j'ai toujours la précaution de dire au malade : « Je vais vous piquer, vous sentirez peu de chose, ne

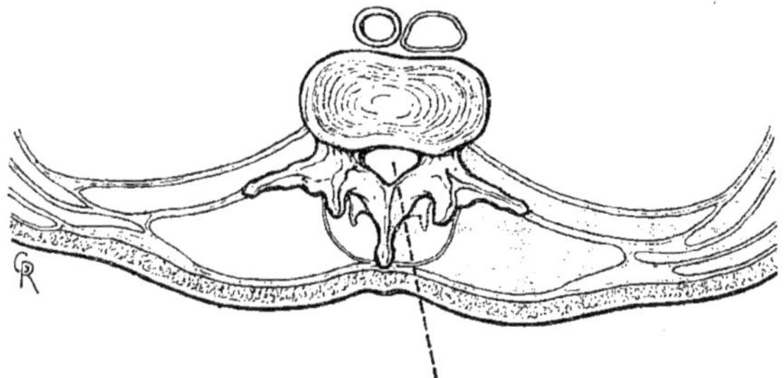

Fig. 3. — Coupe de la région lombaire, montrant les plans à traverser et la direction à suivre pour pénétrer dans le canal (Tuffier).

bougez pas[2] ». Dans ces conditions, *placé à droite* du sujet, en général, je saisis entre le pouce et l'index de la main droite l'aiguille *seule*, préalablement stérilisée, et je pique à droite de la colonne vertébrale, à 1 centimètre environ de la ligne épineuse, tout contre le bord de l'index qui repère l'apophyse[3].

1. Théoriquement, la ponction peut être faite dans tout l'espace compris entre la deuxième vertèbre lombaire et la base du sacrum. Sur toute cette hauteur, en effet, s'étend, dans le cul-de-sac dural, le vaste confluent sous-arachnoïdien lombaire, vide de moelle mais rempli par le liquide céphalo-rachidien et les nerfs de la queue de cheval. Il est exceptionnel que le cône médullaire terminal dépasse la deuxième vertèbre lombaire (chez un tout jeune enfant il va jusqu'à la 3"); il est préférable toutefois, pour éviter à coup sûr tout accident, de ne pas ponctionner entre la deuxième et troisième vertèbre. Seldovitch et Zeidler (*loc. cit.*) faisaient leurs injections entre la troisième et la quatrième vertèbre; Chipault (*loc. cit.*), entre la cinquième et la première sacrée. Je crois qu'il vaut mieux choisir l'espace compris entre les quatrième et cinquième vertèbres lombaires, à cause du repérage plus facile et pour ainsi dire mathématique de cette région. Quoi qu'il en soit, dans l'un de ces trois espaces, la blessure de la moelle n'est pas à craindre, voilà l'essentiel.

Quant à la lésion possible des nerfs de la queue de cheval, elle ne doit pas nous inquiéter davantage. D'abord ces filets nerveux sont toujours prêts à fuir devant la pointe du trocart ou de l'aiguille. Ensuite il faut se rappeler, dit Corning, dans son livre *Pain*, que les troubles moteurs ou sensitifs dus à une lésion de la queue de cheval reconnaissent toujours pour cause de grosses lésions et non de petites lésions circonscrites. Et Weir Mitchell (*Injuries of Nerves and their consequences*, Philadelphie, 1872) déclare que le passage d'une aiguille dans le nerf d'un animal ne détermine aucun accident. D'ailleurs la lésion des nerfs n'est pas possible avec mon aiguille.

2. Grâce à cet avertissement, l'opéré ne se redresse pas sous l'influence de la piqûre et n'expose pas aux fausses routes qui rendent impossible la pénétration de l'aiguille à travers l'espace interlamellaire rétréci. Je trouve absolument inutile d'insensibiliser, au préalable, les parties molles lombaires, à l'aide de piqûres intradermiques de cocaïne.

3. Lorsque je plaçais le malade dans le décubitus latéral, l'aiguille devait être

L'aiguille est dirigée légèrement en dedans, cheminant ainsi à travers la peau, le tissu cellulaire sous-cutané, l'aponévrose lombaire, les muscles de la masse sacro-lombaire, elle pénètre dans l'espace interlamellaire, puis, traversant le ligament jaune, elle entre dans le canal rachidien. La quantité dont s'enfonce l'aiguille varie suivant l'épaisseur musculo-cutanée de la région lombaire : 4 à 6 centimètres environ chez l'adulte, un demi à 3 centimètres chez l'enfant de dix à douze ans. Mais elle donne exactement la sensation des plans anatomiques traversés et quand elle pénètre dans l'espace sous-dural on sent nettement la résistance faire défaut. Si l'aiguille est vraiment dans l'espace sous-arachnoïdien, on ne rencontre aucun obstacle et on voit sourdre presque aussitôt, à son extrémité libre, un liquide clair, jaunâtre, qui sort goutte à goutte, quelquefois par saccades rythmiques : c'est le liquide céphalo-rachidien. Le chirurgien ne doit injecter de solution cocaïnée qu'*après avoir constaté cette issue de liquide céphalo-rachidien* [2].

A ce moment, la seringue, bien purgée d'air et chargée d'un centimètre cube de solution de cocaïne à 2 p. 100, est adaptée à l'aiguille et l'injection est poussée lentement, de façon à être complète *en une minute*. La dose injectée ne doit pas dépasser 0 gr. 015 milligr. à 0,02 centigr. de cocaïne, soit un peu moins de la moitié de la seringue que j'emploie, avec la solu-

dirigée d'arrière en avant et un peu obliquement en haut et en dedans. Dans la position assise, il faut piquer perpendiculairement d'arrière en avant.

2. Parfois, la ponction faite, du sang pur s'écoule goutte à goutte de l'orifice de la canule. Ce n'est là qu'un simple incident qui, en tout cas, *n'est jamais suivi d'accidents post-opératoires*. Attendez quelques secondes, une à deux minutes; souvent la teinte sanguine va s'atténuer et bientôt le liquide céphalo-rachidien s'échappera, teinté en rose d'abord, puis souvent limpide. Si le sang continuait à sortir rouge l'opérateur retirerait définitivement l'aiguille pour tenter une nouvelle ponction. Ce contretemps est dû à la blessure de petites veinules extra ou intra-duremériennes.

Il est encore un autre incident à connaître. Au moment de la dernière étape de la ponction, le malade peut ressentir (3 cas sur 250) des crampes légèrement douloureuses au niveau d'une ou des deux cuisses. Ces sensations vont s'atténuer bientôt et ne doivent nullement inviter l'opérateur à retirer hâtivement l'aiguille. Quelques filets nerveux de la queue de cheval, comprimés ou tiraillés au passage, sont seuls responsables de cet incident, et la douleur ne persiste jamais après l'intervention.

Une autre éventualité peut se produire. L'aiguille a été poussée suivant les règles et, à un moment donné, 2 ou 3 gouttes de sang pur sont sorties, puis l'écoulement s'est tari au moment où l'opérateur a enfoncé un peu plus l'aiguille et il ne sort plus une seule goutte de liquide quelconque par l'aiguille, malgré les manœuvres multiples employées par l'opérateur et bien qu'il soit certain d'être dans le réservoir sous-arachnoïdien. Dans ces cas le sang qui occupe la lumière de l'aiguille s'est pris en caillot : l'aiguille est *bouchée*; aspirez avec une seringue et vous verrez le liquide apparaître.

Enfin la ponction peut encore être blanche. L'aiguille a pénétré, les doigts ont nettement perçu le léger ressaut de la seconde étape, celle des ligaments jaunes, la pointe du trocart a bien cheminé jusque sur la face postérieure du corps vertébral, et pourtant il n'y a pas issue de liquide. Il faut savoir attendre. Souvent un léger retrait de la canule, avec mouvement de rotation, la flexion plus accentuée de la tête et du thorax du malade suffiront à déplacer les membranes ou filets nerveux obstruant l'ouverture de l'aiguille.

Chez quelques sujets, il serait impossible de réussir. Dans ces cas, il s'agit peut-être d'anomalies anatomiques, le cul-de-sac dural se terminant plus haut, entraînant et rehaussant avec lui le confluent sous-arachnoïdien (Sicard a pu vérifier un de ces cas à l'autopsie). Je n'ai jamais rien observé de semblable.

tion à 2 p. 100 [1]. L'injection terminée, on retire brusquement l'aiguille et on obture l'orifice avec du collodion stérilisé, on laisse le malade assis pendant 2 ou 3 minutes et on le met ensuite en position chirurgicale.

On note la minute précise où l'injection est finie et on attend, en posant au malade des questions sur les sensations subjectives qu'il éprouve. Après un laps de temps qui, dans nos observations, a varié, suivant les sujets, entre *quatre et huit ou dix minutes* (pendant ce temps, on procède aux préparatifs de l'opération : savonnage, lavage, asepsie du champ opératoire) le patient accuse des picotements, des fourmillements, de l'engourdissement dans les pieds, puis dans les jambes une sensation de froid et de lourdeur. A partir de cet instant, on explore la sensibilité de la région opératoire et on opère.

A ce moment je couvre les yeux du malade avec une compresse; cette précaution n'a d'autre but que de l'empêcher de voir ce qui se passe autour de lui, et de remédier à ce grand défaut qu'on reprochait à la méthode : « le malade assiste à sa propre opération ». Ce côté moral m'avait préoccupé, mais je dois dire que mes opérés refusent le plus souvent ce subterfuge, et restent inconscients et indifférents à leur opération, parlant le plus souvent avec l'un ou l'autre de mes assistants.

III

RÉSULTATS DE L'INJECTION : ANALGÉSIE. PHÉNOMÈNES QUI L'ACCOMPAGNENT OU QUI LUI SUCCÈDENT

C'est, avons-nous dit, après un laps de temps qui varie entre quatre et huit minutes [2] que les résultats de l'injection commencent à se manifester. Le patient accuse d'abord des picotements, des fourmillements [3], de l'engourdissement dans les pieds, puis dans les jambes. Progressivement la sensibilité à la douleur disparaît; la sensibilité au contact persiste seule. J'ai vu deux malades présenter alors pendant quelques secondes un tremblement plus ou moins accentué des membres inférieurs, deux perdirent le sens de la situation de leurs jambes; d'autres encore accusèrent une sensation de pesanteur qui leur fait croire que leurs jambes sont mortes; il en est enfin qui se plaignent d'une légère sensation de froid.

---

1. Si l'on dépasse cette dose, l'anxiété épigastrique est plus forte, les vomissements plus fréquents; souvent il se produit des transpirations et de la fréquence du pouls; mais je n'ai jamais constaté de phénomènes inquiétants.

2. D'une façon générale chez les enfants et les sujets jeunes, l'analgésie apparaît plus rapidement; dans certaines de nos observations elle a été presque immédiate. Chez les sujets plus âgés l'analgésie ne débute guère que de 5 à 8 minutes après l'injection. Enfin cette analgésie peut débuter plus tard sans qu'on puisse attribuer une cause à ce retard.

I. — ANALGÉSIE.

L'anesthésie ou mieux l'*analgésie* commence par l'extrémité distale des membres inférieurs et envahit ensuite rapidement les membres inférieurs, le bassin, puis les lombes et la région ombilicale; elle remonte le plus souvent jusqu'au thorax, parfois jusqu'aux aisselles; elle peut même gagner les membres supérieurs, et dans deux cas je l'ai vue atteindre la face. Il semble bien que cet envahissement se fasse métamériquement, mais sans que je puisse l'affirmer. Cette analgésie est *complète, absolue* et telle que, dans une amputation de cuisse, nous pouvions demander au malade de relever son moignon par la simple contraction de ses muscles, afin de faciliter le pincement des vaisseaux. Au cours de l'opération, les patients, interrogés, accusent seulement une sensation de contact. L'un d'eux entendait scier son fémur et répondait à mon assistant qu'il n'aurait su dire si l'on sciait sa jambe ou le pied de la table. Dans une hystérectomie vaginale, la malade sentit que « quelque chose se décrochait » au moment où l'on abaissait l'utérus, mais à aucun moment elle n'accusa la moindre douleur. Au cours d'une néphrectomie lombaire, la patiente nous demanda, à la fin de l'opération, si nous commencerions bientôt à l'opérer. Enfin, pendant une gastro-entérostomie à laquelle Murphy, Laplace, Hingston, Weir assistaient, j'ai pu discuter avec la malade (l'ulcère et l'estomac en main) certains symptômes observés qui plaidaient en faveur d'un ulcère simple.

L'analgésie s'étend aux organes profonds. J'ai pu pratiquer ainsi des interventions diverses sur l'utérus et ses annexes, sur les reins, sur l'estomac et l'intestin, même sur les poumons. Ici, comme pour les téguments, les opérés conservent la sensation de contact.

La *durée* de l'analgésie est en général de *une heure à une heure et demie*. Elle m'a toujours suffi pour effectuer les interventions les plus laborieuses. La situation donnée au malade pendant l'opération ne modifie en rien l'insensibilité; aussi ai-je toujours pu opérer correctement et placer mes malades aussi bien dans la *position inclinée* que dans le *décubitus latéral*; j'ai agi, en un mot, comme sous l'anesthésie cérébro-spinale. L'*étendue* et la durée de l'analgésie sont en rapport avec la quantité de substance active injectée, avec le lieu de l'injection, ainsi que le démontrent les résultats fournis par l'expérimentation sur les animaux (Sicard, Cadol, Golebsky et autres). Cela *d'une façon générale*, car j'ai vu des analgésies remontant jusqu'aux aisselles obtenues avec un centigramme de solution. Peut-être la vitesse de l'injection, la position du malade, et la densité du liquide injecté ont-ils une importance à cet égard. Ce sont ces points que je cherche en ce moment à élucider expérimentalement. Il semble aussi que l'analgésie se généralise plus facilement chez les jeunes sujets.

Il existe souvent une *dissociation syringomyélique* manifeste. La piqûre, l'incision, le pincement, le broiement des téguments ne réveillent plus aucune douleur, alors que les sensations thermiques sont encore senties. Un corps incandescent (thermocautère appliqué sur la peau, sur les muqueuses, sur l'intestin) donne la sensation de chaleur, mais sans aucune douleur. Il y a quelquefois perversion de la sensation thermique, le froid étant pris pour le chaud et inversement dans toute la zone anesthésiée.

L'analgésie n'est pas toujours aussi parfaite, ni aussi durable; il est même des cas où elle a été impossible à obtenir (1 cas personnel). Comment interpréter ces faits? Il est certain que la plupart sont attribuables à une erreur de technique, l'injection n'ayant pas pénétré dans le sac arachnoïdien, ou à une préparation défectueuse de la solution de cocaïne. Dans un cas, où plusieurs injections successives avaient été poussées suivant les règles, où la solution de cocaïne était irréprochable (ainsi que nous avons pu nous en convaincre par son action sur d'autres sujets) et où néanmoins elle ne fut suivie d'aucun effet anesthésique ou autre, nous restons embarrassés pour expliquer l'échec. Y a-t-il là une idiosyncrasie de certains individus qui les rend réfractaires à l'action de la cocaïne [1]?

Dans la très grande majorité des cas, la contractilité musculaire est conservée, contrairement à la *tonicité qui a disparu*; Dupaigne, Doleris et Malartic ont même constaté, à la suite des injections faites chez les parturientes, que les contractions se montraient plus énergiques, plus fréquentes et plus longues; dans leur intervalle l'utérus demeurait en état de demi-tension pendant un temps variable.

L'analgésie dure, avons-nous dit, en moyenne de une heure à une heure et demie, avec les doses que nous employons habituellement, c'est-à-dire 15 milligrammes à 2 centigrammes de cocaïne. Elle peut durer moins. Au moment où la cocaïne va cesser son action, on constate que la zone ombilicale, qui jusque-là était insensible, présente un certain degré de sensibilité. A partir de ce moment celle-ci va reparaître progressivement. Elle chemine de haut en bas, quelquefois rapidement, mais le plus souvent lentement. Peu à peu la racine des cuisses, le périnée, les cuisses elles-mêmes, les genoux, les mollets et les pieds recouvrent leur sensibilité. La plante du pied est la première et la dernière région qui subisse l'influence de la cocaïne. Enfin la réapparition de la sensibilité est quelquefois accompagnée des phénomènes du début qui se sont montrés au moment de son apparition : nous voulons parler des picotements et des fourmillements dans les mollets et dans les pieds. — La disparition ne suit pas toujours régulièrement cette marche et j'ai vu la région hypogastrique reprendre sa sensibilité avant la région ombilicale.

II. — PHÉNOMÈNES QUI ACCOMPAGNENT
ET QUI SUIVENT L'ANALGÉSIE

L'analgésie s'accompagne ou est suivie d'un certain nombre de phénomènes qu'il est important de signaler et d'étudier, car on a prétendu qu'ils

---

1. Je ne saurais trop recommander de n'employer ce mode d'analgésie que chez des malades bien prévenus des sensations qu'ils peuvent éprouver. Ils doivent savoir que la sensation de contact persiste. J'ai eu deux fois des malades parfaitement analgésiés, mais que le simple contact préoccupait et qui s'en plaignaient; j'eus recours immédiatement à l'anesthésie par l'éther. Il ne faut pas s'acharner à vouloir persuader l'opéré : on perdrait son temps et on n'aurait pas la quiétude parfaite, nécessaire à la bonne exécution d'une opération chirurgicale.

sont assez pénibles pour qu'on doive leur préférer ceux qui résultent de l'anesthésie cérébro-spinale par le chloroforme ou l'éther! Pour résoudre cette question, j'étudierai ces troubles: 1° pendant; 2° après l'anesthésie et, dans chacun de ces chapitres, je passerai en revue : *a.* les troubles subjectifs; *b.* les troubles observés du côté des différents appareils.

1° PENDANT L'ANALGÉSIE. — Examinons d'abord les phénomènes qui se passent *pendant l'analgésie*.

a. *Symptômes subjectifs.* — A la suite de l'injection et pendant toute la durée de l'opération, le malade peut ne présenter aucune espèce de troubles : j'ai vu souvent des hommes et même des enfants ne ressentir aucun malaise du fait de l'anesthésie. Cela arrive dans environ 20 p. 100 des cas. Mais il ne faut pas compter sur un succès aussi parfait. En général les opérés accusent : 1° *un léger malaise général*; 2° quelquefois *des nausées et des vomissements*.

Le *malaise* est caractérisé par un engourdissement des membres inférieurs, par une certaine anxiété respiratoire, par de la pesanteur épigastrique, qui se traduit quelquefois par des mouvements d'inspiration plus profonds et plus amples, une sorte de besoin d'air. Au cours de l'anesthésie, les opérés accusent une sensation de chaleur ou des transpirations de la face, quelquefois une sensation de soif. Cet état de malaise ne débute guère avant la cinquième ou la huitième minute qui suit l'injection; il persiste environ dix minutes, et il est exceptionnel qu'il dure au delà de la quinzième.

Les *nausées* sont fréquentes : elles surviennent chez 30 0/0 des malades, et sont souvent annoncées par de la pâleur de la face. J'ai remarqué que leur fréquence pouvait être en rapport avec le peu de tension du liquide céphalo-rachidien. Quand, au moment de la piqûre, le liquide sort presque par éjaculations, l'analgésie ne s'accompagne que d'un minimum d'incidents; au contraire, un liquide s'écoulant mal, en bavant, ce qui témoigne d'une tension intrarachidienne faible, présage souvent une analgésie aussi parfaite, mais plus pénible pour le malade. La dose injectée a également une importance et, si vous donnez deux et demi à trois centigrammes, les nausées sont presque constantes : le malade a un vrai « mal de mer ».

Les *vomissements* peuvent se manifester exceptionnellement cinq minutes après l'injection; en général, ils apparaissent de la dixième à la quinzième minute. Ils consistent en liquides glaireux, et se répètent rarement plus de trois ou quatre fois. Plus fréquents chez la femme que chez l'homme, ils surviennent à peu près dans 20 p. 100 des cas. Ils ne se sont répétés un grand nombre de fois que chez trois de mes opérés, dont un avait été analgésié avec l'eucaïne. Lorsque ces vomissements se manifestent ainsi avant ou pendant l'opération, on peut passer outre ou attendre qu'ils cessent. Ils n'ont pas d'autre importance pour les malades que la sensation désagréable ou pénible qui les accompagne. Les causes de ces troubles ne sont pas encore élucidées : il semble qu'ils soient dus à l'alcaloïde lui-même; ils sont certainement influencés par l'état du tube digestif, car ils sont plus fréquents dans les opérations d'urgence, alors qu'il s'agit d'un sujet qui n'a pas été préparé [1].

Tels sont les accidents dont se plaignent les malades. Voyons maintenant *l'état des divers appareils pendant l'anesthésie.*

b. *Troubles des divers appareils.* — Le *système nerveux* central encéphalique reste indemne, et il en est de même de l'ensemble du système médullaire au-dessus des régions analgésiées. Les membres inférieurs sont engourdis, lourds; les opérés ne cherchent à faire aucun mouvement, mais la motilité est conservée; seul le sphincter anal est souvent en état de relâchement complet. La sensibilité au contact persiste, les sensations de chaud et de froid sont normales, la sensibilité à la douleur est abolie. Si l'on se sert du thermocautère pendant l'opération, le malade a la sensation que l'instrument est plus chaud que le bistouri, mais il n'accuse pas la moindre douleur. La motricité est conservée, avons-nous dit; mais, au repos, les muscles sont dans le relâchement complet, comme sous l'analgésie chloroformique. Les mouvements sont moins précis qu'à l'état normal; j'ai cependant vu des sujets marcher après l'opération.

L'*appareil circulatoire* subit également l'action de l'injection. Le *pouls* peut n'être pas influencé. En général les modifications qu'il présente sont de deux ordres : il est plus rapide et un peu mou. Nous avons démontré expérimentalement, avec Hallion, que la pression artérielle s'abaisse sous l'influence de la cocaïnisation par voie rachidienne, et cela contrairement à ce qui se passe quand on emploie la voie sous-cutanée; cette constatation a été confirmée par l'examen des tracés pléthosphygmographiques des sujets que j'ai opérés. Le rythme du cœur n'est pas troublé, mais les pulsations deviennent plus fréquentes; elles varient de 80 à 120 [2].

L'*appareil respiratoire* est peu sensible à l'analgésie. Les inspirations sont quelquefois plus amples et plus profondes, mais le rythme est normal. Les bronches ni le parenchyme ne sont le siège d'aucune hypersécrétion, d'aucun état congestif.

En ce qui concerne l'*appareil digestif*, en dehors des vomissements dont j'ai parlé plus haut, parce qu'ils sont surtout pénibles, les malades peuvent accuser une sensation de soif, généralement à la fin de l'anesthésie. Le seul

1. Une modification nouvelle à la technique me permet de croire que je pourrai supprimer ces vomissements : les faits trop peu nombreux encore m'empêchent de la donner ici.

2. Ce chiffre est certainement influencé lorsqu'il existe des nausées ou des vomissements et cette influence est celle de la nausée en général. C'est vers la quinzième minute que le pouls acquiert son maximum de fréquence puis il diminue rapidement. Nous avons relevé exactement le nombre des pulsations chez 30 malades à la fin de l'opération. Il était d'environ 80.

La vaso-dilatation qui accompagne l'analgésie pourrait faire craindre une perte plus considérable de sang pour le malade; or, je n'ai jamais constaté aucune différence à cet égard suivant les modes variés d'anesthésie, et le fait s'explique, puisque la vasodilatation s'accompagne d'une diminution de la pression artérielle. D'ailleurs nous savons, avec Hallion, que le chloroforme détermine également un abaissement de pression chaque fois que le chloroforme est de nouveau versé sur la compresse.

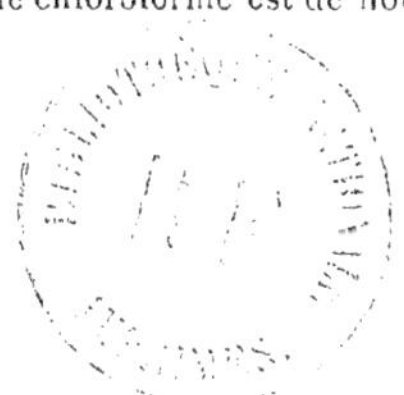

incident que j'ai constaté plusieurs fois (dans 5 p. 100 des cas), c'est l'incontinence des gaz ou même des matières fécales qui survient en général, sous l'influence d'un effort violent, quelquefois par suite d'une pression du rectum, dans l'ablation d'une tumeur rétro-utérine, par exemple; c'est même parfois spontanément que des matières semi-liquides sont expulsées. L'atonie du sphincter anal entre pour une part dans cet accident; il est probable que l'insensibilité du rectum agit dans le même sens : le réflexe qui, normalement, maintient en tonicité le sphincter, part de la muqueuse rectale; celle-ci étant anesthésiée, l'anus perd sa contraction tonique et permet plus facilement l'évacuation du contenu intestinal.

Contrairement au réservoir ano-rectal, les fonctions de l'*appareil uréthro-vésical* sont indemnes. Je n'ai jamais observé d'incontinence d'urine et, chez les malades que j'ai dû cathétériser dans un but thérapeutique, j'ai trouvé le canal insensible, la portion membraneuse facile à traverser, la vessie, qu'elle fut saine ou malade, anesthésiée au contact comme à la distension.

Tels sont les troubles que j'ai constatés dans les différents appareils pendant l'anesthésie.

2° APRÈS L'ANESTHÉSIE. — *Après l'anesthésie* peuvent apparaître des troubles que nous passerons en revue dans le même ordre que précédemment : c'est dire que nous envisagerons successivement : *a*. les *symptômes subjectifs*; *b*. les *troubles des divers appareils*.

a. *Symptômes subjectifs*. Pendant la journée qui suit l'opération, les malades sont en général dans un calme complet et l'état parfait dans lequel ils se trouvent ordinairement n'est pas un des résultats les moins intéressants de la méthode. La sensation de soif qu'ils manifestaient à la fin de l'opération ne persiste pas au delà de deux ou trois heures; le malaise disparaît immédiatement après l'opération, il n'y a d'habitude ni nausées ni vomissements. Le visage a repris sa coloration et son animation. Le pouls est normal, bien frappé, la température oscille autour de 37°, la miction s'effectue bien, l'urine ne contient ni sucre ni albumine. Le seul incident rare, exceptionnel même, est constitué par des vomissements qui peuvent se répéter deux ou trois fois environ 4 heures après l'anesthésie : je ne les ai jamais vus abondants ou persistants (4 0/0).

A la fin de l'après-midi, ou dans la soirée, apparaît le symptôme le plus désagréable et le plus fréquent, la *céphalalgie*. Elle existe environ dans 40 p. 100 des cas, mais avec une intensité absolument variable.

La *céphalée post-opératoire* débute généralement six à huit heures après l'opération; elle occupe la région frontale ou la région occipitale, elle est gravative et je ne saurais mieux la comparer qu'à une migraine; cependant elle ne coïncide pas avec des vomissements. Elle peut continuer pendant la nuit, et en général chez 90 p. 100 des malades elle a presque disparu le lendemain. Dans des cas rares (2 0/0), elle est très intense et elle peut persister en s'atténuant progressivement pendant deux, trois et quatre jours et même plus. Les diverses méthodes de traitement que j'ai employées pour la combattre sont infidèles : l'antipyrine, que j'employais dès mes premières opérations, est de ce nombre : ses effets ne sont pas constants ; je me contente maintenant d'appliquer sur le front une simple compresse d'eau fraîche.

A côté de cette migraine *précoce*, il peut survenir (je l'ai constaté 3 fois) une céphalée *tardive*. Après deux à cinq jours d'un calme parfait, sans même que l'anesthésie ait été marquée par une céphalée précoce, les opérés accusent une migraine à maximum vespéral. Cette migraine est plus gênante que douloureuse, mais je l'ai vue vraiment très vive dans un cas : elle persista, avec atténuation progressive, pendant sept jours.

La pathogénie de ces céphalées m'échappe et il est probable que les facteurs en sont multiples. Elles ne coïncident pas toujours avec une hypotension artérielle, comme certaines migraines. Je ne leur ai trouvé aucun rapport avec un état spécial des voies digestives, du système nerveux ou des reins, bien que je sois convaincu que certaines céphalées relèvent du fonctionnement de ces appareils. En tout cas elles ne s'accompagnent d'aucun symptôme indiquant un trouble fonctionnel quelconque du cerveau ou de la moelle. Tout ce que nous savons de par l'expérience des médecins, c'est que certaines ponctions lombaires avec extraction d'une quantité très notable du liquide céphalo-rachidien (10, 15, 20 centimètres cubes), sans injection quelconque, peuvent être suivies des mêmes accidents. Ce que j'ai vu aussi, c'est que les doses fortes de cocaïne provoquent plus souvent cette céphalalgie, c'est que l'analgésie par l'eucaïne et ses dérivés n'en met nullement à l'abri. Peut-on penser que la cocaïne restée dans le liquide céphalo-rachidien est l'origine de ces accidents? Nous l'avons examiné avec MM. Sicard et Hallion, et nous avons constaté que la cocaïne disparaît si vite que l'analyse ne permet pas d'en trouver trace, même une heure après l'injection. La possibilité d'une irritation chimique de la membrane arachnoïdopiemérienne aurait pu être invoquée. Or, l'examen cytologique et l'épreuve de la perméabilité à l'iodure, faits par M. Sicard, ont prouvé l'intégrité parfaite de cette membrane. Il n'y a pas trace de réaction de la pie-mère, on ne trouve pas d'éléments cellulaires et l'iodure ne passe pas dans le liquide après l'injection cocaïnée (4 faits négatifs). Je me borne donc à constater la fréquence de cet accident, à certifier qu'il n'a pas de gravité, qu'il est seulement pénible, à enregistrer ses manifestations cliniques : l'explication viendra plus tard.

b. *Troubles des divers appareils.* — Le *système nerveux* général ne subit aucune altération, le fonctionnement cérébral est intact [1], les idées sont nettes, il n'y a pas d'agitation, et je n'ai vu de délire passager post-opératoire que chez un alcoolique. La moelle ne subit aucune atteinte, la sensibilité, la motilité des membres supérieurs sont indemnes, la réaction électrofaradique est normale. Les réservoirs fonctionnent bien ; deux fois, à la suite d'opérations portant sur le bassin, je dus sonder les malades le

---

1. Jamais au cours de l'anesthésie médullaire les facultés intellectuelles ne se sont montrées atteintes : au cours de l'opération, les malades répondent parfaitement aux questions qu'on leur pose ; certains d'entre eux causent avec les assistants. Seuls, les enfants, quelques femmes nerveuses et des sujets pusillanimes ont au début un peu d'anxiété, ici ce n'est évidemment pas la cocaïne qui est en cause.

soir, mais il n'y a rien là que de très fréquent après de telles interventions.

Le *système circulatoire* n'est pas troublé. Le pouls, régulier, récupère sa force, les circulations artérielle et veineuse s'effectuent normalement, la pression artérielle reprend son niveau. L'*élévation de la température* est le seul phénomène remarquable de la période post-opératoire. Je l'avais remarquée dès mes premières opérations et elle m'avait préoccupé. Elle est fréquente, indépendante de la nature de l'intervention : je l'ai observée aussi bien après le redressement d'une ankylose d'origine traumatique qu'après une opération sanglante laborieuse. Cette hyperthermie ne dépasse pas en général 38°-38°,5, mais elle peut atteindre 39°-39°,5. L'hyperthermie n'est pas en relation avec l'intensité des autres symptômes : on la rencontre chez des malades qui n'ont ni nausées ni céphalalgies. Elle peut être exceptionnellement précédée d'un frisson ou d'une simple sensation de froid; elle ne s'accompagne pas d'une fréquence particulière du pouls et, à part une sensation de soif marquée, elle ne donne lieu à aucun des signes de la fièvre. J'ai cherché à évaluer sa fréquence (elle est de 45 0/0)[1] et surtout sa durée et son évolution. Pour cela, chez mes 50 derniers opérés, j'ai fait relever, toutes les deux heures, la température pendant les vingt-quatre premières heures. Le thermomètre commence à monter environ de quatre à six heures après l'analgésie; il atteint son maximum de la 8e à la 10e heure et, après douze à quatorze heures, il descend à la normale. L'élévation thermique dure donc de six à huit heures. Son cycle est défini et d'une constance remarquable : alors que d'autres accidents peuvent persister, je n'ai pas vu l'hyperthermie dépasser les vingt heures qui suivent l'injection.

Les causes de cet accident sont fort obscures. Il ne s'agit pas d'infection ou d'intoxication traumatique; il est probable que la cocaïne agit sur les centres thermogènes de l'économie. J'ai recherché si cette hyperthermie s'accompagnait des troubles de la nutrition générale habituels dans les infections. Pour cela je me suis adressé : 1° à l'étude des modifications de l'urine; 2° à celle de la formule hématique des opérés dans cette même période; les urines ont été examinées chez 21 malades au point de vue de la quantité des matériaux extractifs, et leur point cryoscopique a été déterminé : la teneur en urée n'est pas augmentée, il n'y a ni sucre, ni albumine; le point de congélation Δ oscille autour de la normale, et il n'existe rien qui rappelle la formule urinaire des fièvres. Le filtre rénal n'est pas altéré par ce mode d'anesthésie. M. Milian, mon chef de laboratoire, a étudié la *formule hématique* chez mes opérés; les résultats qu'il a obtenus feront l'objet d'un mémoire spécial, mais je puis dire ici qu'il n'y a de ce côté aucune modification analogue à la leucocytose des infections. D'autre part, nous savons que l'injection d'eau ou de sérum dans l'espace sous-arachnoïdien lombaire ne donne pas lieu à une élévation thermique; il semble donc bien qu'il s'agisse d'une action de la cocaïne sur les centres thermogènes.

Cette hyperthermie post-opératoire est le fait le plus frappant; l'*appareil*

---

1. En regardant 37°,8 le soir de l'opération, comme dû à l'injection.

respiratoire n'est pas influencé, et je n'ai jamais constaté de troubles de la circulation pulmonaire, ni même de congestion bronchique. L'*appareil urinaire* n'est pas davantage touché; le rein fonctionne normalement, la vessie reprend sa contractilité normale et la miction volontaire a lieu dans l'après-midi ou dans la soirée.

Telles sont les sensations plus ou moins pénibles et les troubles des divers appareils qui accompagnent et suivent l'analgésie par voie rachidienne. Je ne les ai jamais vus acquérir une intensité qui pût me faire craindre pour la vie du malade; je n'ai jamais eu d'*alerte*.

3° ACCIDENTS TARDIFS. — J'ai examiné, de 6 mois à 13 mois après l'opération, environ 60 de mes opérés : pas un n'a présenté un symptôme quelconque, cérébral ou spinal. L'intégrité des conducteurs et des centres reste donc absolue.

IV

PHYSIOLOGIE PATHOLOGIQUE

Comment expliquer les effets produits par les injections de solutions cocaïnées dans le sac arachnoïdien lombaire? Comment se produit l'analgésie observée et quelle est l'origine des accidents divers, nausées, céphalalgie, hyperthermie, qui l'accompagnent ou qui la suivent? Ces phénomènes sont-ils dus au simple écoulement d'une certaine quantité de liquide cérébro-spinal au moment de la ponction; sont-ils la conséquence de l'addition d'un liquide quelconque, même indifférent et isotonique, au liquide céphalo-rachidien? sont-ils enfin le fait d'une action spéciale de la cocaïne sur les éléments que baigne ce liquide? Nous allons envisager successivement et débattre ces trois hypothèses : I, au point de vue de la genèse de l'analgésie, II, au point de vue de l'origine des accidents qui l'accompagnent ou qui lui font suite.

Nous nous appuierons d'une part sur certains faits connus, d'autre part sur des expériences personnelles que nous avons entreprises, Hallion et moi, dans le but de préciser l'évolution et surtout le mécanisme des phénomènes qui se produisent à la suite des injections dont il s'agit : phénomènes d'ordre nerveux et modifications de diverses fonctions. La nature et la cause de ces différents effets étant une fois déterminées, nous pourrons peut-être les renforcer dans ce qu'ils ont d'utile et atténuer ce qu'ils ont de fâcheux. Quoi qu'il en soit, nous avons obtenu déjà des renseignements intéressants, dont nous aurons tout à l'heure à tenir compte. Nous devons dès à présent indiquer la technique habituelle de nos expériences[1], que nous avons réalisées dans le laboratoire de M. Fr. Frank, au Collège de France.

1. Tuffier et Hallion, Expériences sur l'injection sous-arachnoïdienne de cocaïne. Technique. *Comptes rendus de la Soc. de Biologie*, 3 novembre 1900, p. 895.

I. — TECHNIQUE EXPÉRIMENTALE

On peut, chez le chien, pratiquer les injections sous-arachnoïdiennes par la voie dorsale, au-dessus ou au-dessous de la dernière vertèbre lombaire, à condition de fléchir fortement le rachis. Cette manœuvre, à la vérité, n'est pas très facile; nous avons pu cependant la réussir chez un chien docile, sans anesthésie préalable. Cet animal, soit dit en passant, a présenté une paralysie sensitive complète et motrice incomplète de tout le train postérieur, pendant une heure environ; mais cette expérience n'est pas plus instructive que nos observations sur l'homme : aussi ne la citerons-nous que pour mémoire. C'est par la *voie ventrale* que nous avons procédé dans les expériences dont il sera question, et qui ont eu lieu sur des chiens curarisés; nous décrirons sommairement notre mode opératoire, qui n'a pas été, à notre connaissance, employé avant nous. L'abdomen étant ouvert par une large incision médiane, on met à nu le rachis sur sa face ventrale au niveau des deux dernières vertèbres lombaires, en réclinant les gros vaisseaux, aorte et veine cave. On enfonce alors un fin trocart dans l'espace qui sépare ces deux vertèbres, à travers le disque intervertébral, en maintenant l'axe du trocart dans le plan sagittal du corps; on doit employer un trocart et non pas une aiguille : celle-ci serait obstruée, chemin faisant, par la pulpe intervertébrale, de consistance gélatineuse, qui s'engagerait dans sa lumière. On éprouve successivement, au cours de cette transfixion, une résistance inégale; le disque intervertébral est en effet constitué en avant et en arrière par un tissu fibro-cartilagineux dur, tandis que son centre contient une pulpe molle; c'est pourquoi la résistance perçue est successivement forte, faible et de nouveau forte. A ce moment on est proche de la cavité rachidienne; on pousse le trocart avec plus de précautions : à tout instant on suspend la poussée et l'on retire le mandrin du trocart. Quand on voit sourdre par la canule le liquide céphalo-rachidien, limpide et non sanglant, on adapte à la canule l'embout de la seringue contenant la solution de cocaïne, ou mieux on relie la seringue à la canule par un petit tube de caoutchouc préalablement rempli de la solution et solidement ligaturé. On recoud alors l'incision abdominale, tout en laissant la seringue abordable pour permettre l'injection en temps utile. J'ajoute que pour nous faciliter la comparaison avec les faits observés chez l'homme, nous avons précisément employé la solution que j'utilise d'ordinaire dans ma pratique chirurgicale, c'est-à-dire une solution de chlorhydrate de cocaïne à 2 p. 100, stérilisée en ampoules par M. Carrion au moyen de chauffages successifs à 60°.

L'animal étant curarisé, il était nécessaire d'entretenir la respiration artificielle, automatique. L'emploi de la méthode graphique permettait d'inscrire simultanément la pression artérielle, les contractions de la vessie, le volume du rein, et souvent, en outre, les volumes de la rate et de la muqueuse nasale; ces recherches pléthysmographiques étaient pratiquées d'après des procédés en partie inédits, qui appartiennent à MM. François-

Franck, Hallion et Comte. Parfois, chez des chiens assez peu curarisés pour conserver de légères réactions motrices, on observait ou l'on enregistrait graphiquement les mouvements d'une patte.

Pour éprouver le degré de l'anesthésie réalisée dans les membres postérieurs, nous interrogions les réactions produites par l'excitation des nerfs crural ou sciatique, et nous les comparions à celles que déterminait l'excitation d'un nerf éloigné de la région injectée : le lingual, par exemple, ou un filet sensible du plexus brachial. Le degré de sensibilité de ces divers troncs nerveux se révélait par l'intensité relative des phénomènes réflexes engendrés soit dans les muscles de la vie de relation, soit dans les muscles de la vessie, qui constituent un esthésiomètre des plus délicats lorsque l'innervation motrice vésicale n'est pas abolie, soit enfin dans l'ensemble du système cardio-vasculaire. On constate que l'anesthésie du nerf crural ou du sciatique devient manifeste après deux minutes environ; elle se complète ensuite, devient absolue vers la dixième minute et persiste environ une heure.

Dans certains cas auxquels nous aurons à faire allusion, les injections de cocaïne étaient pratiquées, chez le chien, dans la région cervicale ou dorsale, toujours à travers un disque intervertébral.

II. — LES CAUSES ET LE MODE DE PRODUCTION DE L'ANALGÉSIE

I. Il est bien démontré, aujourd'hui, que la **soustraction d'une petite quantité de liquide céphalo-rachidien** ne cause aucun trouble appréciable général ou local ni chez l'animal ni chez l'homme. Sicard a établi ce fait par des centaines de ponctions.

II. Certains expérimentateurs ont pensé que le seul fait de l'**augmentation de la quantité du liquide céphalo-rachidien** — c'est-à-dire de la tension intra-rachidienne et intra-ventriculaire — par l'addition d'un liquide même indifférent et isotonique, tel que la solution d'eau salée physiologique, suffisait à expliquer l'analgésie. C'est ainsi que Bier, dans son premier mémoire [1], nous dit déjà que les symptômes consécutifs à l'injection sont dus non pas à l'action toxique de la cocaïne elle-même, mais à des troubles de la circulation provoqués par l'injection d'une substance hétérogène dans le canal rachidien. Dans une note [2] parue récemment et où il mentionne des expériences en cours, il est encore plus affirmatif. « De ces expériences, dit-il, il résulte que l'anesthésie, plus ou moins étendue et profonde, peut être obtenue par l'injection, sous l'arachnoïde, de solutions quelconques : l'eau salée elle-même produit ce résultat. L'action de la cocaïne est plus énergique... »

1. Bier, Ueber Cocaïnisirung des Rückenmarks, *Deut. Zeitschr. f. chir.*, 1899, LI, p. 361.

2. Bier, Bemerkungen zur Cocaïnisirung des Rückenmarks, *Münch. med. Woch.*, 4 septembre 1900, n° 36, p. 1226.

En ce qui concerne les injections intrarachidiennes de *solutions salines quelconques* personne ne contestera qu'elles puissent agir sur la moelle et les centres supérieurs et y provoquer des troubles divers, y compris l'anesthésie. Ce qu'il faudrait démontrer c'est que cette anesthésie est comparable à celle qui suit les injections de cocaïne. Des recherches ont déjà été entreprises dans ce sens; mais les résultats acquis étant contradictoires, nous avons jugé bon de les contrôler, comme nous le dirons plus loin. C'est ainsi que Nicoletti[1] prétend que toutes les substances vasoconstrictives produisent les mêmes effets que la cocaïne. « L'action de la cocaïne est de nature vaso-motrice. La vaso-constriction et la vaso-dilatation consécutive, causées par la cocaïne, produisent un trouble dans la nutrition des cellules nerveuses; d'où une altération dans leur fonction qui se traduit entre autres par de l'anesthésie. Les autres substances vaso-constrictrices telles que l'ergotine, l'antipyrine, la quinine, produisent les mêmes effets. »

Quant à l'hypothèse qui considère les effets des injections intra-rachidiennes comme le résultat d'une simple augmentation de pression du liquide céphalo-rachidien, l'action des injections sous-arachnoïdiennes d'eau salée physiologique, démontre clairement ce qu'il en faut penser. « Chez des chiens de poids variant entre 10 et 15 kilogrammes, nous avons pu, écrit Sicard[2], injecter (par voie lombaire), avec une innocuité absolue, près de 200 cc. de notre solution salée (solution de chlorure de sodium à 5 p. 1000). L'injection était poussée à la vitesse d'environ dix cc. par minute. Dans ces conditions, la mort de l'animal survient ordinairement après injection de 250 à 350 cc. Si on suspend l'injection avant d'avoir atteint la dose de compression mortelle, les chiens restent somnolents un certain temps, parétiques du train postérieur quelques heures; mais, dès le lendemain ou le surlendemain, ils reprennent assez vite leur état normal. »

Tout récemment, cet auteur, au cours de recherches entreprises avec Monod dans le service de M. Brissaud, a injecté par voie lombaire, chez un malade atteint de méningite tuberculeuse et cela dans le but de relever la tension osmotique du liquide céphalo-rachidien, 100 cc. de solution salée physiologique. Cette injection à haute dose n'a déterminé aucun phénomène d'analgésie.

J. Sabatini a étudié également les effets des injections de liquides indifférents et stériles introduits dans la cavité sous-arachnoïdienne : eau, solution physiologique de chlorure de sodium, etc. Dans ces conditions, les animaux n'ont présenté aucun phénomène appréciable. Les solutions se montrèrent parfaitement indifférentes[3].

Avant que ce dernier travail ne me fût connu, j'avais moi-même, en raison

---

1. Nicoletti, Recherches expérimentales, histo-pathologiques, etc., *XIII° congr. intern. de médecine*, Paris, 2-9 août 1900, et *Archiv. ital. di Ginecol.*, août 1900, p. 300.

2. Les injections sous-arachnoïdiennes et le liquide céphalo-rachidien, *Thèse de Paris*, 1900, p. 77.

3. *J. Sabatini*, Analgesia por inyeccion subaracnoidea di cocaina, *Thèse de Buenos Ayres*, août 1900, p. 35.

de la divergence des opinions, jugé utile de poursuivre la même enquête.
Au cours des expériences que j'ai faites avec Hallion, nous avons à maintes
reprises injecté dans l'espace sous-arachnoïdien, chez des chiens, de l'eau
salée ou de l'eau pure, et jamais nous n'avons produit d'anesthésie appréciable. Parfois, nous avons exploré, au moyen d'un manomètre à eau, les
variations de pression que nous déterminions ainsi dans le liquide céphalo-
rachidien ; cette pression pouvait devenir cinq ou six fois supérieure à sa
valeur initiale, sans que l'anesthésie s'ensuivît, même au bout de quinze
ou vingt minutes. Nous n'avons pas, d'ailleurs, cherché la valeur maximum
qu'on pourrait atteindre sans produire l'insensibilité : il nous suffisait de
nous assurer que, *sans aucun doute possible, la compression ne pouvait
expliquer l'effet des injections cocaïnées.* Nos recherches nous permettent
d'être tout à fait affirmatifs sur ce double fait : à savoir que l'anesthésie
causée par l'injection sous-arachnoïdienne de cocaïne *ne tient ni à la varia-
tion introduite dans la quantité du liquide céphalo-rachidien, ni à une adul-
tération banale de sa composition qualitative.*

III. Reste donc, pour expliquer les phénomènes consécutifs aux injections
intra-rachidiennes de cocaïne, l'hypothèse d'**une action spécifique de la
cocaïne elle-même.** Mais quelle est cette action et comment s'exerce-t-elle ?
La cocaïne agit-elle directement sur tous les éléments baignés par le liquide
céphalo-rachidien, contenant et contenu, méninges, axe cérébro-spinal,
racines nerveuses, ganglions et, dans ce cas, sur quelle étendue peut
s'exercer cette action ? Agit-elle au contraire indirectement sur les centres
nerveux, par l'intermédiaire de la circulation générale ?

Le premier point à élucider est de savoir si la cocaïne *n'exerce aucune
action sur les méninges,* c'est-à-dire si les phénomènes observés après les
injections sous-arachnoïdiennes ne sont pas les résultats de la réaction de
l'enveloppe arachnoïdoduremérienne. Pour cela il suffisait de rechercher
si, sous l'action de la cocaïne, la *perméabilité normale* de l'enveloppe arach-
noïdopicmérienne se modifiait et si le *point cryoscopique* normal du liquide
céphalo-rachidien présentait consécutivement à l'injection de cocaïne des
variations de tension osmotique ? Les expériences entreprises à ce sujet
avec M. Sicard nous permettent de dire que dans six cas étudiés à l'hôpital
la perméabilité est restée normale. On sait que chez l'individu qui ne présente aucune réaction méningée, l'iodure de potassium donné en injection
ne passe pas dans le liquide céphalo-rachidien (Sicard); on sait également
qu'à l'état normal, physiologique, ce liquide ne renferme aucun élément
cellulaire (Vidal et Sicard). Quand l'iodure de potassium passe à travers
le filtre arachnoïdopicmérien, quand les éléments leucocytaires passent
également, on peut affirmer un trouble accusé de la perméabilité. Rien de
semblable ne se produit après l'injection de cocaïne. Il n'est pas retrouvé,
et le liquide centrifugé méthodiquement ne renferme aucun élément cellulaire. Ces résultats sont confirmés par des expériences entreprises chez des
animaux. Trois chiens ont reçu par voie sous-arachnoïdienne des doses différentes et élevées de cocaïne — 1 centigramme par kilogramme d'animal

— et l'imperméabilité normale à l'iodure et aux éléments leucocytaires n'a pas été troublée. Le liquide avait été recueilli chez l'un des animaux deux heures après, chez le second dix-huit heures, et chez le troisième trente-huit heures.

La *détermination du point cryoscopique* n'a porté jusqu'à présent que sur un trop petit nombre de cas pour pouvoir donner des résultats définitifs. Des expériences préliminaires sont du reste nécessaires pour établir si, *in vitro*, l'addition de cocaïne à du liquide céphalo-rachidien modifie le point cryoscopique de ce dernier. Ces recherches seront publiées ultérieurement.

L'hypothèse d'une action de la cocaïne sur les méninges étant éliminée, il ne nous reste plus qu'à rechercher si cette action ne s'exerce pas sur les éléments nerveux eux-mêmes.

Pour résoudre ce problème, nous pouvons utiliser toutes les données déjà recueillies pour la plupart par l'expérimentation sur l'homme et sur les animaux, alors qu'il n'était pas encore question d'injections intra-rachidiennes.

« La cocaïne, dit Pouchet[1], suspend l'activité de tous les éléments vivants au contact desquels on la met à dose suffisante ; c'est un véritable poison protoplasmique : toutes les variétés de protoplasma sont touchées par la cocaïne à condition que cette cocaïne agisse sur ce protoplasma, quel qu'il soit, à une dose et à un degré de dilution suffisants. On peut dire que c'est un poison paralysant banal, aussi bien des éléments musculaires que des éléments glandulaires, aussi bien des cellules épithéliales vibratiles que des leucocytes. » Et Dastre[2] écrit : « La cocaïne est un poison universel comme les véritables anesthésiques, produisant l'analgésie par le même mécanisme que ceux-là, agissant sur les éléments pour les exciter d'abord et les paralyser ensuite. »

A. Action de la cocaïne introduite dans la circulation. — Introduite dans la circulation à dose suffisante, la cocaïne exerce son action sur tous les éléments cellulaires avec lesquels elle entre en contact. Mais elle présente une affinité toute spéciale pour les éléments nerveux, et les principaux troubles observés, quand on injecte de la cocaïne dans la circulation, sont des troubles dans le fonctionnement du système nerveux. Ce sont ces troubles, de la plus grande importance au point de vue qui nous occupe, que nous allons passer en revue.

Lorsque, chez le chien, on fait une injection intra-veineuse de cocaïne, les premiers symptômes qu'on observe sont une agitation motrice excessive et incessante. Le chien ne reste plus un moment en repos ; il obéit à des impulsions motrices irrésistibles ; il exécute des mouvements violents continuels, qui se prolongent pendant des heures entières ; il se produit parfois des vomissements ; il y a une augmentation notable dans la fréquence du pouls et de la respiration, et une augmentation manifeste de la

1. Pouchet, L'analgésie localisée, *Bulletin médical*, nᵒˢ des 1, 4, 18 et 25 mars 1899.
2. Dastre, La cocaïne, *Revue des sciences médicales*, 1892, XL, p. 671-704.

pression sanguine précédée d'un abaissement passager. A ces doses minines (8 à 40 milligr. par kg. d'animal) on voit la température s'élever en même temps que se produit l'agitation, mais ces deux phénomènes sont indépendants, c'est-à-dire que l'élévation de température existe même en dehors de toute suractivité musculaire (chez un chien curarisé, par exemple [Mosso]).

Lorsque la quantité de cocaïne injectée est plus forte (un centigramme par kg. d'animal), l'excitation motrice atteint son maximum. A la dose de 1 centigr. et demi par kilogramme d'animal, on observe une mydriase extrême, un ralentissement considérable du pouls avec augmentation notable de la tension intra-vasculaire. Les mouvements respiratoires sont devenus amples, profonds et très rares (6 à 7 respirations par minute). A l'agitation incessante qu'a présentée l'animal, et qui le faisait ressembler à un véritable maniaque, font place des accès convulsifs bien caractéristiques. A cet égard le tableau ressemble à celui de l'empoisonnement strychnique. *C'est à ce moment seulement qu'on peut noter une anesthésie plus ou moins complète de la peau. Généralement, en effet, cette anesthésie n'apparaît qu'après la période d'excitation.*

Enfin à des doses plus fortes la cocaïne amène de la paralysie musculaire : la respiration s'arrête et le cœur cesse de se contracter.

En résumé, la cocaïne, injectée dans la circulation, occasionne, à doses faibles, des phénomènes d'excitation, à doses fortes des phénomènes de paralysie, phénomènes dus manifestement à l'action du poison sur les centres nerveux eux-mêmes.

Telles sont les données fournies par l'expérimentation chez les animaux et, en particulier, chez le chien. On peut rapprocher de ces données les symptômes observés chez l'homme à la suite d'introduction de doses relativement faibles de cocaïne dans l'organisme, par injections hypodermiques. Dans ces cas, les premiers symptômes d'intoxication sont : de l'hilarité, de la loquacité, de l'ivresse, du délire, des accès de fureur ou d'attendrissement, du tremblement des mains, une agitation excessive et désordonnée ; à des doses plus fortes, on a observé des spasmes et des phénomènes convulsifs, mais il est très rare que la sensibilité générale se soit montrée atteinte. C'est ainsi que sur 87 cas d'empoisonnement par la cocaïne, Delbosc n'a noté l'analgésie générale qu'une fois ; Magitot l'a également notée dans des cas où la cocaïne avait été absorbée par la voie stomacale.

B. **Action de la cocaïne en applications locales sur les nerfs et sur les centres nerveux.** — *a. L'action locale de la cocaïne sur les nerfs* a été l'objet de nombreuses recherches dont les premières remontent déjà assez loin. Mais le travail le plus remarquable sur cette question est, sans contredit, celui de François-Franck, paru en 1892 [1]. Nous allons en résumer les points intéressants.

Un cordon nerveux quelconque, dit Franck, *centripète* ou *centrifuge*,

---

1. François-Franck, Action paralysante de la cocaïne sur les nerfs et les centres nerveux; application à la technique expérimentale, *Archives de Psychologie*, 1892, p. 562.

appartenant au système cérébro-spinal ou sympathique, peut être fonctionnellement sectionné, dans une zone très limitée, par l'application localisée d'une dose de cocaïne variant entre 5 et 10 milligrammes, suivant le volume du nerf et le mode d'application. La production des effets paralytiques est *progressive* : très rapide quand on emploie l'injection interstitielle dans la gaine celluleuse du nerf (en ayant soin de ne pas léser traumatiquement les tubes nerveux), assez lente quand on se contente d'envelopper le tronc du nerf avec une lamelle d'ouate hydrophile imbibée de la solution cocaïnée, la perte de la conductibilité du nerf s'accuse (à la suite d'une très courte période d'excitation) par l'apparition graduelle des modifications fonctionnelles résultant de l'isolement des organes périphériques. — La perte d'activité du nerf cocaïné est *complète* et la suppression de sa conductibilité *dans les deux sens* équivaut à celle que produit la section ; elle ne s'étend pas à au delà de 1 ou 2 centimètres au-dessus et au-dessous de la zone mise en contact avec la cocaïne, si les précautions ont été prises pour éviter la diffusion du poison paralysant. — Cet isolement des organes périphériques et des centres persiste pendant un temps qui diffère suivant la dose de cocaïne employée. — A mesure que se produisent la résorption et l'entraînement de la dose de cocaïne qui suffisait à suspendre l'activité du nerf, on assiste à la *restitution graduelle* de l'excitabilité locale et de la conductibilité de ce nerf. Avant le retour au niveau d'activité normale, il y a même une phase, très courte du reste, d'augmentation d'excitabilité dans la zone cocaïnée qui rappelle la période initiale. — La *réparation du fonctionnement nerveux*, supprimé par la cocaïnisation, s'opère d'une façon absolue, ce qui implique le défaut d'une combinaison fixe entre la cocaïne et le protoplasme, aussi bien que l'*absence de toute altération histologique des éléments nerveux*.

Ce défaut d'altération apparente des éléments nerveux a fait que certains physiologistes ont voulu rattacher l'anesthésie produite par la cocaïne à une action vaso-constrictive de cette substance. Mais une expérience d'Arloing est très démonstrative à cet égard. Si l'on insensibilise l'œil d'un lapin par la cocaïne et si l'on coupe ensuite le sympathique correspondant, on observe, avec une vascularisation considérable du globe de l'œil, la persistance de l'analgésie locale. Laffont a substitué à la section du sympathique l'action vaso-dilatatrice de la pilocarpine, et il est arrivé à des résultats identiques.

b. L'action locale de la cocaïne sur les centres nerveux a fait le sujet d'intéressants travaux publiés par Odier, Tumass, Bianchi et Giorgeri, Carvalho Aducco, François-Franck, Comte et Rist, Sicard.

Ces travaux font tous et tout d'abord ressortir ces deux points d'une importance capitale, savoir : 1° que la cocaïnisation locale soit des hémisphères, soit du bulbe, soit de la moelle, produit, à la suite d'une excitation passagère, la perte d'action du tissu nerveux central, s'accusant par des phénomènes paralytiques qui correspondent rigoureusement à la paralysie des zones cocaïnées ; 2° que la cocaïnisation de la zone motrice corticale, du bulbe, d'une région circonscrite de la moelle, équivaut, comme celle des troncs nerveux, à une destruction localisée, avec cet avantage que cette suspension d'action est temporaire, permettant d'étudier les effets de la perte d'activité des divers centres qu'elle supprime momentanément et d'assister à la réparation de l'activité suspendue.

L'action sur les hémisphères cérébraux et sur le bulbe est en tous points comparable aux effets produits par l'ingestion de hautes doses de cocaïne dans la circulation, avec cette différence toutefois que cette action se montre beaucoup plus rapide et intense et avec des doses relativement faibles. C'est ainsi, dit Sicard [1], que l'inoculation sous-arachnoïdienne *crânienne* de 5 milligrammes à 1 centigramme de chlorhydrate de cocaïne par kilogramme d'animal amène très rapidement, chez le chien, des secousses convulsives généralisées, de grandes crises épileptiformes avec écume aux lèvres, incontinence des sphincters, hallucinations terrifiantes. La cocaïnisation bulbaire arrête la respiration en paralysant les organes nerveux centraux présidant à ses mouvements, et en vertu d'un mécanisme très différent de celui que provoque le grand ralentissement de la vagotomie cocaïnique. Dans ce dernier cas, c'est la suppression de la sensibilité régulatrice pulmonaire qui est en cause ; dans le cas de cocaïnisation bulbaire, au contraire, c'est d'une paralysie motrice centrale qu'il s'agit. Quant à la cocaïnisation de la moelle, étudiée jusqu'ici à l'aide de simples badigeonnages de cocaïne sur l'organe mis à nu (Odier), elle ne s'est jamais manifestée que par des troubles plus ou moins accentués et étendus de la sensibilité et de la motilité générales, suivant la dose de cocaïne employée, suivant le point d'application et aussi suivant l'étendue et la durée de cette application ; la cocaïne n'a jamais paru se comporter autrement que s'il s'agissait d'un tronc nerveux périphérique ; l'action de la cocaïne sur les cellules nerveuses de la moelle n'a jamais été irréfutablement démontrée, cependant on ne peut jusqu'ici la nier ; ce qui est certain, en tout cas, c'est que le système moteur est atteint plus tardivement que le système sensitif.

Telles sont les données fournies par l'expérimentation dans l'ère qui a précédé celle des injections sous-arachnoïdiennes médullaires de cocaïne. Cherchons, à l'aide de ces données, à expliquer l'action anesthésique de ces injections.

Cette action est manifestement, pour nous, une action locale. Si nous nous reportons en effet aux faits consignés dans le précédent chapitre (*Résultats de l'injection*, chap. III, p. 16), nous voyons qu'ils ne sont nullement comparables avec les effets de la cocaïne introduite dans la circulation, effets que nous venons de signaler. En ce qui concerne en particulier l'analgésie, celle-ci se montre comme un effet tardif et pour ainsi dire accessoire dans le premier cas ; c'est le phénomène principal et le premier à se produire dans le second cas. Cette analgésie présente les mêmes caractères que celle qu'on obtient en cocaïnisant localement un nerf périphérique ou

1. Sicard, *Thèse*, p. 87.

un segment de moelle. Mais son mécanisme est peut-être ici plus complexe : la cocaïne injectée dans le sac sous-arachnoïdien lombaire se trouve, en effet, au contact non seulement de la colonne médullaire, mais des racines nerveuses et des ganglions rachidiens. Son action s'exerce-t-elle sur l'un seulement de ces éléments ou sur les trois et, dans ce cas, dans quelle mesure le fait-elle ?

J'ai entrepris avec Hallion des expériences spéciales dans le but d'élucider cette question [1]; de ces expériences il résulte clairement, à notre avis, que la cocaïne en injections sous-arachnoïdiennes *porte son action de façon très prépondérante, sinon exclusive, sur les racines rachidiennes* : la cocaïne agirait comme une section radiculaire transitoire. Voici d'ailleurs sommairement les arguments théoriques et expérimentaux qui viennent à l'appui de notre opinion.

a. *Arguments théoriques.* — Il est établi que la cocaïne porte son action sur tous les éléments vivants avec lesquels elle prend contact; injectée dans le liquide céphalo-rachidien, elle pénétrera par diffusion dans tous les organes que baigne ce liquide et exercera sur chacun d'eux son action spécifique. Elle pénétrera d'autant mieux qu'elle paralysera d'abord les éléments superficiels, les cellules de revêtement, dont la fonction vitale propre est d'opposer un obstacle au phénomène physique de diffusion. Cela étant, considérons ce qui devra se produire, d'une part dans les racines nerveuses, d'autre part dans la moelle.

Les racines nerveuses sont entièrement assimilables aux nerfs périphériques; elles se comportent nécessairement comme ces derniers. Mais la manière dont se comportent les nerfs périphériques au contact de la cocaïne est connue et incontestée : 1° l'action produite est d'autant plus rapide, plus intense et plus complète que la solution employée est plus concentrée; 2° elle est d'autant plus rapide que le nerf dont il s'agit est plus grêle; à moins bien entendu que l'on n'injecte la cocaïne dans la gaine même d'un gros nerf, auquel cas chaque faisceau nerveux, directement baigné par l'alcaloïde, se comporte comme un nerf grêle (François-Franck); 3° si l'on applique la cocaïne sur un nerf mixte, la réaction à la douleur disparaît d'abord, tandis que la motilité persiste davantage (Feinberg).

Or : 1° la solution de cocaïne à 1 ou 2 p. 100, injectée dans le liquide céphalo-rachidien et aussitôt diluée par ce dernier, agit comme solution faible; 2° les racines rachidiennes sont d'une ténuité extrême, et par conséquent elles subiront très rapidement les effets connus; 3° par le fait même qu'il s'agit d'une solution faible on s'explique que la sensibilité à la douleur disparaisse sans que la motilité soit notablement affectée; on s'explique, autrement dit, que les racines postérieures soient fortement paralysées et les antérieures relativement peu. Nous pourrions ajouter que, sur le trajet des racines postérieures, s'interposent les ganglions rachidiens, dont les éléments cellulaires, plus délicats que les fibres conduc-

1. Tuffier et Hallion, Soc. de Biologie, 3 novembre 1900. *Comptes rendus*, p. 899. Id., 8 novembre 1900.

trices, sont probablement aussi plus sensibles à l'action de l'alcaloïde. Mais nous pouvons nous passer de cette dernière considération, et formuler, sans recourir à aucune hypothèse, une première conclusion que voici : *L'action exercée par la cocaïne sur les racines rachidiennes seules suffit à expliquer entièrement tous les phénomènes que nous avons observés, au cours de nos recherches cliniques et expérimentales,* dans les territoires périphériques directement subordonnés aux éléments nerveux intrarachidiens immédiatement imprégnés.

Voyons maintenant de quelle manière doivent se comporter, d'après les faits connus, les éléments de la moelle lombaire. Ceux-ci à coup sûr ne restent pas indifférents : à travers la pie-mère, la cocaïne va diffuser peu à peu, de la périphérie au centre ; elle agira d'abord sur les fibres nerveuses les plus superficielles, puis sur les fibres sous-jacentes, comme elle le faisait tout à l'heure sur les racines. Mais, en toute logique, on admettra bien qu'avant d'avoir atteint les couches profondes, elle a déjà entièrement achevé de pénétrer les racines, qui sont excessivement grêles et baignées sur toute leur surface par la solution paralysante. Quand celle-ci aura pénétré dans la moelle à une profondeur suffisante pour donner lieu, de ce fait, à de notables perturbations sensitives, la section physiologique des racines sera déjà un fait accompli, et ces perturbations, si elles existent, ne pourront pas se manifester ; elles n'auront aucun effet additionnel appréciable sur l'anesthésie périphérique.

Nous venons d'envisager les effets sensitifs de l'imprégnation de la moelle par la cocaïne ; considérons maintenant les effets moteurs. Du moment que nous observons, dans les conditions où nous opérons, un affaiblissement de la motilité nul ou peu marqué, nous devons conclure que la moelle, aussi bien que les racines, est respectée par la paralysie cocaïnique. Il n'est peut-être pas superflu de faire encore une remarque. Tout démontre que la cocaïne, à faible dose, détermine, quand elle atteint les cellules des centres nerveux, une excitation fonctionnelle de ces éléments, se traduisant par les violentes réactions motrices auxquelles nous avons fait tout à l'heure allusion. Nous n'avons pas observé de phénomènes de cet ordre, et nous pouvons, semble-t-il, en induire que les cellules de la corne antérieure de la moelle sont probablement bien peu touchées, si elles le sont. Cette conclusion ne serait pas toutefois indiscutable ; nous n'y insistons pas autrement. Aussi bien, ce qui nous importe ici, c'est l'interprétation de l'anesthésie.

b. *Expériences personnelles.* — Voici maintenant des expériences qui nous sont, croyons-nous, personnelles.

Soit un chien faiblement curarisé, c'est-à-dire *conservant encore des réactions motrices* générales sous l'influence des excitations douloureuses. Chez cet animal, pratiquons une injection faible de cocaïne, non pas dans la région lombaire, mais dans la région cervico-dorsale, au niveau de l'émergence du plexus brachial. Nous faisons le raisonnement suivant : si la cocaïne paralyse les éléments de la moelle, nous obtiendrons une section physiologique de cet organe, et en particulier la suppression de la conduction sensitive au niveau indiqué. Avant l'injection de cocaïne, nous avons excité électriquement le nerf crural ou le nerf sciatique; nous avons obtenu une réaction motrice réflexe généralisée, et en particulier des mouvements de la tête; il a fallu pour cela que l'excitation douloureuse se transmît de bas en haut, sur toute la longueur de l'axe spinal. Après l'injection, renouvelons la même excitation : nous observons encore des mouvements réactionnels dans les muscles de la tête, ce qui prouve que la douleur du crural se propage encore à travers le segment cervico-dorsal de la moelle. Or, en excitant le plexus brachial directement, nous n'obtenons plus, au contraire, aucune réaction motrice à distance. Quelle était donc la différence entre les deux excitations? Celle-ci : dans les 2 cas, l'excitation parcourt la *moelle* à travers la région cocaïnée, mais l'excitation du crural a suivi les racines postérieures dans une région non cocaïnée, tandis que l'excitation du plexus brachial a suivi les racines postérieures dans une région cocaïnée. La cocaïnisation locale du liquide céphalo-rachidien a donc eu pour résultat d'*intercepter la conduction radiculaire sans couper la conduction médullaire.*

L'anesthésie que nous avons produite en ce cas, non seulement était radiculaire, mais encore était *exclusivement* radiculaire. Or, à la région près, les conditions étaient les mêmes qu'avec les injections lombaires, et nous pouvons, en définitive, conclure ainsi : Les injections sous-arachnoïdiennes de cocaïne dans la région lombaire, pratiquées à dose assez faible, comme c'est le cas chez l'homme, *doivent tous leurs effets anesthésiques à leur action sur les racines rachidiennes, et leur action sur la moelle elle-même est négligeable* à ce point de vue.

Ces constatations n'ont pas seulement une portée théorique. Au point de vue pratique il est satisfaisant de savoir que la cocaïne n'affecte pas profondément les cellules nerveuses médullaires, relativement beaucoup plus fragiles que les fibres, et qu'il n'est peut-être pas, après tout, sans intérêt de ménager.

Il est bien entendu que ces considérations s'appliquent à l'*action anesthésiante* des injections sous-arachnoïdiennes. Si nous pensons, Hallion et moi, que l'anesthésie ne relève pas, *dans une mesure appréciable*, de l'imprégnation de la moelle elle-même, nous ne prétendons pas que les éléments bulbo-médullaires ne puissent être faiblement touchés par la diffusion; nous inclinons à croire, au contraire, que certains effets observés, les vomissements, par exemple, sont liés à cette diffusion, dont il sera question tout à l'heure. C'est même dans cette conviction que nous étudions expérimentalement, pour les appliquer ensuite à la pratique chirurgicale, les moyens propres à limiter ce dernier phénomène. Nous avons réalisé sur ce sujet, en nous fondant sur les densités relatives du liquide céphalo-rachidien et des solutions injectées, des expériences que nous croyons encourageantes et qui sont actuellement poursuivies.

III — LES CAUSES DES SYMPTÔMES QUI ACCOMPAGNENT OU QUI SUIVENT L'ANALGÉSIE.

Restent à expliquer les autres symptômes qui accompagnent ou qui suivent ces injections. Ces phénomènes sont les uns *précoces*, les autres *tardifs*.

1° Parmi les premiers nous comptons : un malaise général avec sueurs froides, pâleur de la face, tremblements, des nausées, des vomissements, un ralentissement de la respiration, un pouls plus précipité mais aussi plus mou, de la défécation involontaire. Ces phénomènes, qui apparaissent généralement rapidement, de cinq à dix ou quinze minutes après l'injection, sont encore, à notre avis, le résultat d'une action directe de la cocaïne sur l'axe gris, et non d'une absorption de la cocaïne dans l'appareil circulatoire. Pour produire ce même résultat par la voie sanguine il faut en effet des doses de cocaïne notablement plus fortes que celles qu'on introduit habituellement par les injections intra-rachidiennes chirurgicales : nous en donnerons comme preuve la rareté des symptômes généraux observés à la suite d'injections hypodermiques de cocaïne introduisant souvent 5, 10 centigrames et plus de poison dans l'organisme. Il est plus simple d'attribuer ces symptômes concomitants et fugaces de l'analgésie à l'action directe de la cocaïne sur les centres par suite de la diffusion d'une petite quantité de cocaïne dans toute l'étendue de la cavité céphalo-rachidienne (voy. expériences de Golebsky à l'aide de solutions colorées) et dans le liquide ventriculaire par l'intermédiaire du canal épendymaire (Sicard). L'incontinence des matières fécales pourrait s'expliquer autrement; elle serait la conséquence de l'insensibilité directe du rectum. Le réflexe qui, normalement, maintient en tonicité le sphincter, part de la muqueuse rectale : celle-ci étant anesthésiée, l'anus perd sa contraction tonique et permet plus facilement, sous l'action d'un simple effort, l'évacuation du contenu intestinal.

Toutefois, dans la genèse de ces désordres, une part doit être faite aussi à l'action directement exercée par la cocaïne sur certaines fibres radiculaires destinées au système grand sympathique. Dans les expériences que j'ai faites avec Hallion, nous avons pu mettre en complète évidence une paralysie vasomotrice étendue à tous les réseaux qui tirent leurs innervations vaso-constrictives des racines touchées par l'injection; il en résulte une vaso-dilatation viscérale marquée qui a pour effet d'abaisser la pression artérielle générale et qui peut dès lors entraîner divers phénomènes directement subordonnés à l'hypotension du sang. Nous avons fait observer que ce résultat, qui est constant, est diamétralement opposé à celui que détermine l'absorption de la cocaïne par la voie sanguine; celle-ci en effet provoque non pas la paralysie du système vaso-constricteur, mais son excitation; non pas une hypotension artérielle mais une hypertension. C'est là un des arguments les plus péremptoires qu'on puisse invoquer pour opposer, au point de vue de leur mécanisme, les effets des deux modes d'introduction de la solution de cocaïne.

Dès lors que l'hypotonie vasculaire se démontre indiscutablement chez l'animal, on peut en présumer qu'elle ne fait pas complètement défaut chez l'homme. Mais s'il en est ainsi les petits vaisseaux, atones et béants, ne devraient-ils pas saigner plus abondamment dans la plaie opératoire? Mon expérience personnelle prouve pourtant qu'il n'en est rien. C'est que, comme nous l'avons dit ailleurs, en même temps que les vaisseaux se paralysent, la pression artérielle générale s'abaisse : le sang trouve à la vérité les vaisseaux plus dilatables, mais il a moins de force pour les dilater; le premier phénomène tend à augmenter l'hémorragie, le deuxième tend à la diminuer; les deux effets s'interfèrent et s'annihilent mutuellement. De plus, *la dose de cocaïcine que j'injecte chez l'homme est tellement minime qu'on peut se demander si les phénomènes vaso-moteurs auxquels je fais allusion ne sont pas très atténués, sinon nuls.* Quoi qu'il en soit, — et c'est là le point important — ils n'ont pas pratiquement l'ombre d'un inconvénient.

2° Quant aux *accidents tardifs, hyperthermie,* céphalée, ils nous semblent être le résultat d'une intoxication générale qui s'est faite lentement par suite de l'absorption progressive de la cocaïne reprise par la circulation alors que son action locale sur la moelle et les racines rachidiennes a cessé de se faire sentir. Sicard, Carrion ont constaté, une heure après l'injection, la disparition de la cocaïne dans le liquide céphalo-rachidien.

Ces accidents sont bien le fait de la cocaïne, car la simple ponction ou l'injection d'une petite quantité de liquide indifférent, telle qu'une solution salée physiologique, ne les produisent jamais (Seldowitch, Golebsky). Racoviceanu-Pitesci attribue la céphalalgie et la raideur de la nuque à une irritation passagère des méninges. Or cette irritation se traduirait par la présence d'éléments cellulaires (leucocytes) dans le liquide céphalo-rachidien, fait que jamais Sicard n'a pu constater dans les recherches qu'il a faites à ce point de vue. Néanmoins ce sont là problèmes encore à résoudre : c'est l'expérimentation seule qui nous en donnera certainement et définitivement la clef.

Ainsi donc, suivant toute vraisemblance, les divers phénomènes qui accompagnent et qui suivent les injections lombaires sous-arachnoïdiennes de cocaïne tiennent à trois mécanismes différents : 1° au niveau de la région injectée, effets paralysants, liés à l'action locale de doses relativement fortes; 2° à distance, c'est-à-dire dans les régions supérieures de la moelle et au niveau du bulbe et du cerveau, effets plutôt excitants, engendrés par l'action locale de doses relativement faibles diffusées jusque-là; 3° par suite de l'absorption de l'alcaloïde et de sa pénétration dans le sang, influence générale sur l'organisme, et surtout sur l'ensemble des centres nerveux. Les effets qu'on peut attribuer avec vraisemblance à l'imprégnation du bulbe par la cocaïne diffusée dans le liquide céphalo-rachidien diffèrent.

Les effets paralysants comprennent l'anesthésie elle-même et ne comportent, nous l'avons vu, aucune conséquence fâcheuse, ni immédiate ni éloignée. Il n'en pourrait être autrement que si l'on dépassait, dans une mesure extrêmement considérable, les doses nécessaires : dans ce dernier cas, peut-être, l'action paralysante risquerait à l'extrême rigueur de s'étendre jusqu'au bulbe, et l'on observerait alors les phénomènes qu'on obtient expérimentalement quand on porte directement sur le bulbe d'un animal de la cocaïne très concentrée; il se produirait notamment un arrêt prolongé de la respiration. En vérité, un pareil accident supposerait, je crois, une faute de technique réellement énorme, et il me paraît à peine utile d'en envisager théoriquement la possibilité. Au surplus, cet accident même serait, en dépit de sa gravité apparente, des plus remédiables : chez les animaux à bulbe fortement cocaïné, il suffit, comme le fait couramment François-Frank et comme je l'ai fait avec Hullion, d'établir la *respiration artificielle* pour que la vie se maintienne; peu à peu, la paralysie se dissipe et les fonctions bulbaires se restaurent.

Quant aux phénomènes d'excitation, liés soit à la diffusion, soit à l'absorption circulatoire, ils sont, on le conçoit, plus tardifs et surtout plus persistants lorsqu'ils existent. Mais ici encore, l'extrême faiblesse de la dose injectée, relativement à celle qu'on utilise communément pour réaliser l'anesthésie cocaïnique par injections locales interstitielles, fait que dans notre procédé nous ne relevons ces phénomènes qu'à titre d'inconvénients; d'accidents proprement dits, ou même d'alertes, nous n'en avons jamais observé. Il est clair, néanmoins, qu'il y aurait tout intérêt à les atténuer dans la mesure possible et c'est une tâche à laquelle nous devrons faire concourir l'observation clinique et l'expérimentation. Il sera probablement impossible d'empêcher la résorption de la cocaïne par les vaisseaux, mais tout au moins nous est-il permis d'espérer que nous pourrons diminuer l'importance de la diffusion qui s'opère dans le liquide céphalo-rachidien jusqu'aux régions supérieures de l'axe cérébro-spinal.

Chez le chien, avec des solutions de cocaïne à 2 p. 100 additionnées de sels minéraux de manière à leur faire atteindre ou dépasser la densité du liquide céphalo-rachidien, nous avons vu, avec Hullion, l'action de l'alcaloïde se concentrer davantage sur les parties de la moelle que nous mettions en position déclive. Ces expériences, que j'ai également commencé de réaliser chez l'homme, demandent à être poursuivies. Nous trouverons peut-être dans cette voie un moyen de limiter la diffusion de nos solutions. Quoi qu'il en soit, jusqu'à ce que nous soyons définitivement éclairés sur la pathogénie précise des inconvénients signalés, nous en sommes réduits à les laisser se dissiper d'eux-mêmes ou à leur appliquer, s'ils prennent quelque importance, une médication symptomatique appropriée. En règle générale, ces phénomènes ressortissant surtout à un trouble de fonctionnement des centres nerveux, le décubitus horizontal prolongé est recommandable en tout état de cause, parce que c'est l'attitude qui assure une bonne irrigation de l'encéphale.

V

DES MOYENS DE REMÉDIER AUX DIVERS INCIDENTS QUI ACCOMPAGNENT OU SUIVENT L'ANALGÉSIE PAR VOIE RACHIDIENNE

Nous appuyant sur l'étude clinique et sur l'expérimentation, nous pouvons chercher quels sont les meilleurs moyens de remédier aux incidents qui accompagnent et suivent l'analgésie par voie rachidienne.

I. L'analgésie peut ne pas se produire. S'il s'agit d'une faute de technique, faites une seconde piqûre. Si ni l'alcaloïde ni la technique ne peuvent être incriminés, recourez à une anesthésie générale (éther ou chloroforme). Cette anesthésie n'est en rien troublée par la tentative précédente.

II. Malgré une analgésie parfaite, votre malade peut craindre l'opération. Dans ce cas ne luttez pas avec votre opéré et recourez encore à l'anesthésie générale : ceci m'est arrivé deux fois.

III. *Pendant l'injection* nous avons vu (p. IV) les incidents qui pouvaient se présenter. Les troubles des différents appareils *après l'injection* sont passagers et s'ils peuvent être plus ou moins pénibles pour le malade, ils ne présentent aucune gravité nécessitant un traitement spécial.

Les *nausées* et les *vomissements*, qui sont de beaucoup les symptômes les plus pénibles, ont été combattus de diverses façons : 1° par l'adjonction à la cocaïne de certains produits comme la trinitrine, l'atropine, la morphine. Ce sont là des modifications que je repousse absolument, d'abord parce que nous ne savons pas quelle est l'action de ces substances sur les éléments nerveux eux-mêmes, alors que nous connaissons l'innocuité de la cocaïne, ensuite parce que ces substances injectées seules provoquent des accidents très graves. — 2° J'accepte plus volontiers la pratique de Barragan qui, par des inhalations d'oxygène, arriverait à supprimer ces nausées et ces vomissements, mais je ne peux me prononcer sur la valeur de cette proposition. — 3° La caféine et l'éther, donnés comme antidotes de la cocaïne, me paraissent inutiles, sauf après l'opération. S'il survenait des accidents graves, l'expérimentation et la physiologie pathologique me conduisent à penser que c'est la respiration artificielle, la tête étant en position déclive, continuée avec persévérance, qui serait le moyen le plus efficace. Nous savons en effet que jamais un animal dont on a cocaïnisé directement les centres bulbaires ne succombe si on lui fait la respiration artificielle pendant tout le temps nécessaire à l'élimination spontanée de la cocaïne (trois quarts d'heure à une heure).

La *céphalalgie*, quelquefois si pénible, n'a pas de remède efficace constant. L'antipyrine donne rarement des résultats; la caféine, l'absorption du café, du thé, peuvent l'atténuer, mais sans qu'il y ait là une médication spécifique. Le meilleur de tous les remèdes contre ces accidents serait de les prévenir et pour cela d'empêcher les phénomènes de diffusion et de connexion de la cocaïne. Nous avons étudié à cet égard des solutions de densité différente avec lesquelles nous sommes même arrivés à anesthésier un seul membre; mais cette question est encore à l'étude.

VI

STATISTIQUE PERSONNELLE DES OPÉRATIONS
Pratiquées sous l'analgésie
par injections intra-rachidiennes de cocaïne.

I. — Membre inférieur.

1° Pied.
(12 op.).

1 Ténotomie (tendon d'Achille) pour pied équin.
1 Arthrodèse et anastomose tendineuse pour déviation du gros orteil (paralysie infantile).
2 Redressements de pieds plats valgus douloureux (suivis de l'application d'un appareil plâtré).
2 Curettages du pied { 1 pour nécrose syphilitique. / 1 pour ostéite tuberculeuse.
1 Résection d'orteil pour exostose.
1 Amputation antéscaphoïdienne pour ostéite tuberculeuse des métatarsiens.
4 Amputations du pied { 2 pour tumeur blanche. / 1 pour écrasement. / 1 pour maux perforants plantaires.

2° Jambe.
(13 op.).

4 Curettages du tibia { 2 pour ostéite tuberculeuse. / 2 pour ostéomyélite.
3 Phlébectomies pour varices et ulcères variqueux.
1 Extirpation de sarcome de la jambe.
1 Ostéotomie pour cal vicieux du tibia.
2 Sutures osseuses pour fractures du tibia.
2 Amputations ostéoplastiques de jambe.

3° Genou.
(18 op.).

3 Excisions d'hygromas prérotuliens.
8 Arthrotomies { 2 pour hydarthrose. / 2 pour hémarthrose. / 3 pour synovite fongueuse bacillaire. / 1 pour nécrose fémorale (syphilis).
1 Ostéotomie pour genu valgum.
1 Ablation de sarcome du genou.
1 Résection du genou pour kyste hydatique.
4 Cerclages et sutures de la rotule pour fractures.

4° Cuisse.
(12 op.).

1 Incision d'adénite suppurée de l'aine.
3 Extirpations de ganglions inguinaux { 2 bubons. / 1 sarcomatose ganglionnaire / par propagation.
1 Extraction de projectile (balle de revolver).
1 Tentative d'extraction de projectile (balle de revolver).
3 Extirpations de sarcomes de la cuisse (dont deux chez le même sujet, la deuxième fois pour récidive).
1 Suture du fémur pour fracture.
2 Amputations de cuisse { 1 pour tumeur blanche du genou. / 1 pour suppuration diffuse de la cuisse.

II. — Périnée, Anus et Rectum, Bourses et Pénis, Vulve et Vagin.

1° Anus et Rectum. (17 op.).
- 1 Incision et grattage d'un abcès tuberculeux de la marge de l'anus.
- 3 Excisions de fistules anales.
- 2 Dilatations anales
- 1 Excision au thermocautère } pour hémorrhoïdes.
- 5 Opérations de Whitehead
- 4 Sutures de fistules recto-vésicales.
- 1 Extirpation du rectum pour rétrécissement cicatriciel.

2° Bourses et Pénis. (14 op.).
- 1 Suture de fistule pénienne (vestige d'un hypospadias déjà opéré).
- 1 Reconstitution de l'urèthre (hypospadias) par le procédé de Nové-Josserand.
- 1 Incision des bourses pour hématome.
- 1 Incisions multiples des bourses et des téguments voisins pour suppuration diffuse consécutive à une rupture de l'urèthre.
- 1 Incision d'abcès froid testiculaire.
- 1 Épididymectomie pour épididymite tuberculeuse.
- 1 Castration pour orchite tuberculeuse.
- 6 Cures d'hydrocèles vaginales (dont deux doubles) par le procédé du retournement.
- 1 Extirpation d'un double kyste du cordon.

3° Vulve et Vagin. (6 op.).
- 1 Extirpation d'un kyste de la paroi vaginale.
- 1 Extirpation d'un kyste de la glande de Bartholin.
- 3 Colporrhaphies antérieures et colpopérinéorrhaphies pour colpocèles.
- 1 Colporrhaphie antérieure et colpopérinéorrhaphie par prolapsus utérin.

III. — Hernies.

1° Hernies inguinales. (36 op.).
36 Cures radicales dont
- 2 étranglées.
- 3 doubles.
- 1 double compliquée de varicocèle gauche.
- 1 compliquée d'ectopie testiculaire inguinale.

2° Hernies crurales. (4 op.).
4 Cures radicales dont
- 1 pour hernie simple.
- 1 pour hernie compliquée d'hydrocèle.
- 2 pour hernie étranglée.

3° Hernie ombilicale. (1 op.).
- 1 Cure radicale.

4° Hernie de la ligne blanche. Éventration.
- 1 Reconstitution de la ligne blanche pour éventration.

IV. — Paroi abdominale.

(3 op.).
- 1 Extirpation de cancer de l'ombilic.
- 1 — de fibrome de la paroi.
- 1 — de kyste de la paroi.

V. — Tube digestif.

1° ESTOMAC.
(9 op.).

2 Gastrotomies pour cancer de l'œsophage.

6 Gastroentérostomies postér. (3 pour cancer de l'estomac. / 3 pour sténoses pyloriques bénignes.

2° INTESTIN.
(4 op.).

3 Anus contre nature pour cancer du rectum dont un avec extirpation du rectum.
1 Entéroanastomose latérale pour cancer du cæcum.

3° APPENDICE.
(22 op.).

13 Appendicectomies à froi
9   —   à chaud.

VI. — Foie.

(2 op.).

1 Cholécystotomie pour calculs de la vésicule.
1 Incision suivie de suture d'un kyste hydatique du foie.

VII. — Appareil urinaire.

1° REINS
(6 op.).

1 Incision d'abcès perinéphrétique avec calcul extra-urétéral.
1 Néphropexie pour rein mobile.
2 Nephrotomies (dont 1 pour pyélonéphrite suppurée. / — 1 (exploratrice) pour tuberculose rénale.
2 Nephrectomies (dont 1 pour pyonéphrose. / — 1 pour tuberculose rénale.

2° VESSIE.
(7 op.).

3 Lithotrities pour calculs vésicaux.
1 Colpocystotomie pour l'extraction d'un calcul vésico-vaginal chez une femme.
1 Suture de fistule vésicale consécutive à une taille hypogastrique.
1 Taille hypogastrique avec énucléation d'une double tumeur vésicale.
1 Résection vésicale partielle pour tumeur.

VIII. — Appareil génital de la femme.

UTÉRUS ET ANNEXES.
(56 op.).

7 Colpotomies postérieures pour suppurations pelviennes.
5 Hystérectomies vaginales pour annexites suppurées.
2 Laparotomies simples pour suppuration.
5 Hystéropexies abdominales pour rétroversions-flexions de l'utérus dont une compliquée de cure radicale de hernie crurale.
12 Myomectomies abdominales (Énucléation de 1 à 17 fibromes.

Utérus et Annexes.
(56 op.).

15 Ablations d'annexes (par laparotomie) dont
- 12 unilatérales
  - 5 pour grossesse extra-utérine.
  - 4 pour kyste de l'ovaire.
  - 3 pour annexite.
- 3 bilatérales pour annexite.

10 Hystérectomies abdominales totales.
- 6 pour métrite et annexite double.
- 1 pour annexite compliquée de fibrome utérin.
- 1 pour annexite compliquée de grossesse extra-utérine.
- 1 pour cancer utérin.
- 1 pour kyste malin de l'ovaire avec cancer du péritoine.

IX. — Interventions abdominales diverses.

(7 op.).

5 Laparotomies exploratrices.
- 2 pour cancer de l'intestin.
- 1 pour cancer du rectum.
- 1 pour cancer de l'utérus.
- 1 pour mauvais fonctionnement d'une gastro-enterostomose précédemment établie.

1 Extirpation d'un kyste chyleux du mésentère.
1 Laparotomie pour péritonite tuberculeuse.

X. — Mamelles.

(2 op.).   2 Amputations du sein pour cancer.

Total = 252 opérations.

Sur ce chiffre de 252 opérations j'ai compté 6 décès — cinq n'ont rien à faire avec l'anesthésie cocaïnique. Un de mes opérés a succombé dans la journée même de l'opération. Je suis convaincu que le mode d'anesthésie n'était pour rien dans l'issue fatale.

1 à un *OEdème aigu du poumon* : malade opéré d'une *éventration énorme* et mort quelques heures après (son histoire a été rapportée dans ma Communication au 13ᵉ Cong. int. de méd.).

1 à une *Bronchopneumonie*, survenue 10 jours après l'opération chez un malade cirrhotique opéré pour un *hématome énorme des bourses*.

1 à une *Tuberculose*, survenue au bout de 3 mois chez un malade que j'avais *réséqué* pour une tuberculose du genou.

3 à une *Péritonite généralisée*
1º Chez une malade opérée d'*appendicite*, la péritonite existait déjà au moment de l'intervention. Morte au bout de 48 h.
2º Une autre malade opérée pour un *cancer de l'ovaire* avec cancer du péritoine. Morte au 3ᵉ jour, de péritonite.
3º Une autre enfin est morte de péritonite au 5ᵉ jour après une *hystérectomie abdominale totale* pour annexite suppurée double.

VII

CONCLUSIONS

INDICATIONS ET CONTRE-INDICATIONS DE LA MÉTHODE

De tout ce qui précède nous pouvons tirer les conclusions suivantes :

Les injections sous-arachnoïdiennes lombaires de chlorhydrate de cocaïne produisent une analgésie parfaite de toute la *portion sous-diaphragmatique du corps*.

La durée de cette analgésie est suffisamment longue pour permettre toutes les interventions, quelles qu'elles soient, sur les régions qu'elle occupe.

Les phénomènes qu'on observe, soit au cours de l'analgésie, soit dans les heures qui suivent, ne paraissent présenter aucune gravité et les sensations qu'elle provoque ne sont pas suffisamment pénibles pour faire abandonner ce mode d'analgésie, surtout si l'on suit exactement notre procédé.

L'analgésie *limitée*, par injection intra-rachidienne de cocaïne, est applicable dans tous les cas où l'anesthésie *générale*, par le chloroforme et par l'éther, est employée. J'ai opéré des malades de dix à soixante-dix-neuf ans, j'ai pu placer mes malades dans toutes les positions chirurgicales sans inconvénient. Les hommes supportent la cocaïnisation beaucoup mieux que les femmes. Quatre de mes malades avaient été chloroformés antérieurement : ils m'ont déclaré que la cocaïnisation était bien moins pénible. Enfin trois de mes opérés qui ont dû subir à quelques jours d'intervalle deux interventions, ont aussi bien supporté la seconde analgésie cocaïnique que la première.

Je crois cependant qu'il ne faut l'appliquer ni aux *enfants* ni aux *hystériques* : les premiers supportent très bien la cocaïne (j'en ai opéré de neuf, de dix et de douze ans, qui n'ont eu aucun trouble), mais il en est d'autres qui pourraient être effrayés, les seconds, à la simple sensation de contact accusent des douleurs et peuvent ainsi vous gêner pendant l'opération.

Je crois que les *cardiaques* et les *artério-scléreux* n'ont rien à redouter : j'en ai analgésié un grand nombre sans accidents.

Pour les *opérations extra-péritonéales*, c'est-à-dire pour toutes les interventions sur le membre inférieur, la hanche, le périnée, l'anus, le rectum, le vagin, l'utérus, le testicule, la prostate, la vessie, l'uretère et le rein, l'opérateur peut agir avec la plus grande sécurité. L'analgésie par voie rachidienne supporte la comparaison avec l'anesthésie générale : l'avenir démontrera si elle doit la remplacer. Dans les opérations sur le poumon, pour lesquelles l'emploi du chloroforme et l'éther ont de graves inconvénients, je crois qu'elle est la méthode de choix quand on doit opérer sur les 2/3 inférieurs du thorax.

En ce qui concerne les *opérations intra-péritonéales*, je ne conseille pour le moment de recourir à l'anesthésie médullaire qu'à ceux qui ont l'habitude de la chirurgie abdominale. Tant qu'il ne survient aucun incident, et c'est la règle, tout est parfait; mais lorsqu'il y a des nausées et des vomissements, l'opérateur peut être gêné. C'est là l'inconvénient de la méthode, inconvénient qui me paraît assez sérieux pour être pris en considération. Dans les opérations simples, appendicite, cure radicale de hernie, hystérectomie vaginale, quelques nausées n'ont pas d'importance, mais il peut en être autrement pour les interventions sur le foie, l'estomac et l'intestin. De même les interventions laborieuses abdominales sur l'utérus pourraient être ainsi compliquées. Bien que j'ai réussi dans tous les cas de ce genre et que je n'aie jamais eu d'accident ni d'incident capable d'entraver ou même de gêner mon opération, bien que ces vomissements soient d'ailleurs la grande exception, je ne me crois pas autorisé à engager mes collègues dans cette voie.

Quel que soit au reste le champ que chacun de nous réserve à cette méthode, je considère notre technique comme devant rester dans la pratique à côté des anesthésies locales et des anesthésies générales.

Index bibliographique

PAR ORDRE CHRONOLOGIQUE.

Corning (J.-L.), Special Anæsthesia and local Medication of the Cord (*New York med. Journ.*, 1885, vol. XLII).

Corning (J.-L.), *Medical Record*, 1888, vol. XXXIII, p. 291.

Corning (J.-L.), Local Anæsthesia, Appleton, 1886.

Corning (J.-L.), Pain, New-York, 1894.

Quincke, Die Lumbalponction des Hydrocephälus (*Berl. klin. Woch.*, 21 sept. 1891, n° 38).

Franck (Fr.), Action paralysante de la cocaïne sur les nerfs et les centres nerveux (*Arch. de Physiol.*, 1892, p. 562).

Dastre, La cocaïne (*Revue des Sciences médicales*, 1892, XL, p. 671-704).

Chipault, La ponction lombo-sacrée; matériel, technique, utilité diagnostique et thérapeutique (*Bull. et Mém. de l'Acad. de Médec. de Paris*, 6 avril 1897).

Sicard (A.), Essais d'injections microbiennes, toxiques et thérapeutiques par voie céphalo-rachidienne (*Société de Biologie*, 30 avril 1898).

Jaboulay, Drainage de l'espace sous-arachnoïdien et injection de liquides médicamenteux dans les méninges (*Lyon médical*, 15 mai 1898).

Jacob (P.), Duralinfusion (*Berl. klin. Wockenschrift*, 23 et 30 mai 1898, n°s 21 et 22).

Sicard (A.), Injection sous-arachnoïdienne de cocaïne chez le chien (*Société de Biologie*, 20 mai 1899).

Bier (A.), Ueber Cocaïnisirung des Rückenmarks (*Deutsche Zeitschrift für Chirurgie*, 1899, t. LI, p. 361).

Sicard et Gasne, *in* A. Sicard, Les injections sous-arachnodïennes et le liquide céphalorachidien; recherches expérimentales et cliniques (*Thèse de Paris*, 1900).

Seldowitch, Ueber Cocaïnisirung des Rückenmarks (*Centralblatt für Chirurgie*, 1899, t. XLI, p. 1110).

Th. Tuffier, Analgésie chirurgicale par l'injection de cocaïne sous l'arachnoïde lombaire (*Société de Biologie*, 11 novembre 1899, et *Presse médicale*, 15 novembre 1899, n° 91, p. 294).

Th. Tuffier, Analgésie par injection cocaïnée dans l'espace sous-arachnoïdien lombaire (*Société de Chirurgie*, 29 novembre 1899).

A. Sicard, La ponction lombaire (*Presse médicale*, 6 déc. 1899, n° 97, p. 333).

Pousson et Chavannaz, Trois cas d'injection sous-arachnoïdienne de chlorhydrate de cocaïne, méthode de Bier (*Journ. de méd. de Bordeaux*, 4 février 1900, n° 5, p. 89).

A. Cadol, L'anesthésie par les injections de cocaïne sous l'arachnoïde lombaire (*Thèse de Paris*, 1900).

Golebsky, De la cocaïnisation de la moelle (*Gazette de Botkin* [en russe], 1900, n° 18).

Schiassi, Un procédé simplifié de cocaïnisation de la moelle (*Semaine médicale*, 14 mars 1900, n° 11, p. 94).

H. Diez, Étude des injections sous-arachnoïdiennes de chlorhydrate de cocaïne (*Thèse de Paris*, 1900).

Jonnesco, Quatre cas d'analgésie par injection de cocaïne sous le sac lombaire (*Bull. et Mém. de la Société de chirurgie de Bukarest*, II, 1900).

Tuffier, Anesthésie médullaire chirurgicale par injection sous-arachnoïdienne lombaire de cocaïne (*Semaine médicale*, 16 mai 1900).

Gumprecht, Anesthésie médullaire chirurgicale par injection sous-arachnoïdienne lombaire de cocaïne (*Deut. med. Woch.*, juin 1900).

Bibot (A.), Un nouveau procédé d'anesthésie chirurgicale (*Bull. du synd. médic. de la province de Namur*, juin 1900).

Kreis, Ueber Medullarnarkose bei Gebärenden (*Centralbl. f. Gynækol.*, 14 juillet 1900, p. 724-729).

Doleris et Malartic (1er mémoire), Analgésie obstétricale par injection de cocaïne dans l'arachnoïde lombaire (*Acad. de Médecine*, 17 juillet 1900).

Huguenin, L'anesthésie générale par les injections de cocaïne sous l'arachnoïde lombaire (*Concours médical*, 1900, n° 25).

Tuffier, L'anesthésie médullaire en gynécologie (*Revue de Gynécol. et de Chir. abdominale*, juillet-août 1900, p. 683).

Bibot, De l'anesthésie par l'injection de cocaïne dans le canal rachidien (*Bull. du Syndicat méd. de la province de Namur*, août 1900).

Severeanu et Gerotta, L'analgésie chirurgicale par les injections de cocaïne dans le canal rachidien (XIIIe cong. internat. de médecine, Paris, 2-9 août 1900).

Tuffier, De l'anesthésie médullaire par injection de cocaïne sous l'arachnoïde lombaire (*Id.*).

Nicoletti, Recherches expérimentales, histo-pathologiques et cliniques sur l'anesthésie médullaire (*Id.*).

Nicoletti, L'anestesia cocaïnica del medollo spinale mercé iniezione sotto-aracnoïdea lombare (*Archiv. italiano di Ginecologia*, août 1900, p. 300).

Racoviceanu-Pitesci, Contribution à l'étude de l'anesthésie par la cocaïne injectée dans le canal rachidien (XIIIe congr. internat. de méd., Paris, 2-9 août 1900).

Pitres, Les injections de cocaïne comme moyen de diagnostic du siège des excitations algésiogènes dans les affections névralgiques (*Id.* [Section de neurologie]).

Fuster, Troubles physiques et psychiques observés chez l'homme dans le cocaïnisme aigu expérimental (*Id.* [Section de pathologie générale]).

Sabatini, Analgesia por inyeccion subaracnoïdea de cocaïna (*Thèse de Buenos-Ayres*, août 1900).

Marx, *Med. News*, 25 août 1900).

Dupaigne, Sur les injections sous-arachnoïdiennes de cocaïne en obstétrique (*Acad. de Medecine*, 28 août 1900).

De Rouville, Quelques faits personnels d'anesthésie médullaire chirurgicale (*Nouveau Montpellier Médical*, 1900, n° 35).

A. Bier, Bemerkungen zur Cocaïnisirung des Rückenmarks (*Munch. med. Woch.*, 4 septembre, 1900, n° 36, p. 1226).

Hahn, Ueber Cocaïnisirung des Rückenmarks (*Mittheil. f. d. Grenzgeb. der Medic. u. Chirurgie*, septembre 1900, p. 336-344).

Dumont, Zur Cocaïnisirung des Rückenmarkes (*Correspond. Blatt f. Schweiz. Aerzte*, 1ᵉʳ octobre 1900, n° 19).

Marx, Medullary narcosis during labor (*Medical Record*, 6 octobre 1900).

Marcus, Medullary narcosis (Corning's method), its history and development (*Medical Record*, 13 octobre 1900 p. 561).

X***, Corning's method of medullary narcosis (*Medical Record*, 13 octobre 1900, p. 577).

Pastega et Lovisoni, L'anesthesia par iniezione di cocaïna nell'aracnoïde lombare (*Ann. de med. navale*, octobre 1900).

Stouffs, L'anesthésie médullaire par l'injection de cocaïne, procédé de Tuffier (*La Presse médicale belge*, 14 octobre 1900, n° 41).

Corning, Som conservative jottings à propos of spinal Anœsthesia (*Medical Record*, 20 octobre 1900).

Legueu et Kendirdjy, De l'anesthésie par l'injection lombaire intra-rachidienne de cocaïne et d'eucaïne (*Presse médicale*, 27 octobre 1900, n° 89).

P. Engelmann, L'eucaïne B dans l'anesthésie médullaire (*Munch. med. Wochenschrift*, novembre 1900, n° 44, p. 1531).

Tuffier et Hallion, Expériences sur l'injection sous-arachnoïdienne de cocaïne (*Soc. de Biologie*, 3 novembre 1900).

Tuffier, Un mot d'histoire à propos de l'analgésie chirurgicale par voie rachidienne (*Presse médicale*, 7 novembre 1900, n° 92, p. 323).

Doléris et Malartic, Analgésie obstétricale par injection sous-arachnoïdienne de cocaïne (*Société d'obstétrique, de gynécologie et de pédiatrie*, 9 novembre 1900).

Nicolaenkoff, L'anesthésie par la cocaïnisation de la moelle (*Thèse de Paris*, novembre 1900).

M. Barragan y Bonet, Anestesia quirurgica producida por las inyecciones intra-raquideas de cocaïna (*Revista de medic. y cirugia practicas*, 28 octobre 1900, n° 664, p. 129).

F. Villar, De l'anesthésie chirurgicale médullaire par injection sous-arachnoïdienne lombaire de chlorhydrate de cocaïne (*Gaz. hebd. des sc. médic. de Bordeaux*, 25 novembre 1900, n° 47, p. 557).

Tuffier et Hallion, Mécanisme de l'anesthésie par injection sous-arachnoïdienne de cocaïne (*Soc. de Biologie*, 8 déc. 1900).

Tuffier, Analgésie cocaïnique par voie rachidienne (*Semaine médicale*, 12 décembre 1900, p. 423).

Salmon, L'analgésie médullaire par injection sous-arachnoïdienne de cocaïne en chirurgie urinaire (*Thèse de Paris*, décembre 1900).

Coulommiers. — Imp. PAUL BRODARD.

MASSON & CIE, ÉDITEURS

LIBRAIRES DE L'ACADÉMIE DE MÉDECINE

120, boulevard Saint-Germain, à Paris.

Pr. n° 207.

RÉCENTES PUBLICATIONS MÉDICALES

Août 1900.

LA PRATIQUE
DERMATOLOGIQUE

Traité de Dermatologie appliquée

PUBLIÉ SOUS LA DIRECTION DE MM.

ERNEST BESNIER, L. BROCQ, L. JACQUET

Par MM. AUDRY, BALZER, BARBE, BAROZZI, BARTHÉLEMY, BÉNARD,
ERNEST BESNIER, BODIN, BROCQ, DE BRUN, DU CASTEL, J. DARIER,
DEHU, DOMINICI, W. DUBREUILH, HUDELO, L. JACQUET, J.-B. LAF-
FITTE, LENGLET, LEREDDE, MERKLEN, PERRIN, RAYNAUD, RIST,
SABOURAUD, MARCEL SÉE, GEORGES THIBIERGE, VEYRIÈRES.

*4 volumes richement cartonnés toile formant ensemble environ 3600 pages, très
largement illustrés de figures en noir et de planches en couleurs. En souscription
jusqu'à la publication du Tome II.* . . . . **140 fr.**
*Les volumes paraîtront à des intervalles assez rapprochés pour que l'ouvrage
soit complet à la fin de 1901.*
Chaque volume sera vendu séparément.

TOME PREMIER. 1 fort vol. in-8° avec 230 figures en noir et 24 planches
en couleurs. — Richement cartonné toile. . . **36 fr.**

Anatomie et Physiologie de la Peau. — Pathologie générale de la Peau. — Sym-
ptomatologie générale des Dermatoses. — Acanthosis nigricans. — Acnés. —
Actinomycose. — Adénomes. — Alopécies. — Anesthésie locale. — Balanites.
— Bouton d'Orient. — Brûlures. — Charbon. — Classifications dermatologiques.
— Dermatites polymorphes douloureuses. — Dermatophytes. — Dermatozoaires.
— Dermites infantiles simples. — Ecthyma.

Le Tome II contiendra les articles : *Eczéma*, par ERNEST BESNIER. — *Électri-
cité*, par BROCQ. — *Électrolyse*, par BROCQ. — *Éléphantiasis*, par DOMINICI. —
Eosinophilie, par LEREDDE. — *Épithélioma*, par DARIER. — *Éruptions artifi-
cielles*, par THIBIERGE. — *Érythème*, par BODIN. — *Erythrodermie*, par BROCQ.
— *Favus*, par BODIN. — *Folliculites*, par HUDELO. — *Furonculose*, par BAROZZI.
— *Gale*, par DUBREUILH. — *Greffe*, par BAROZZI. — *Herpès*, par DU CASTEL. —
Icthyose, par THIBIERGE. — *Impétigo*, par SABOURAUD. — *Kératodermie*, par
DUBREUILH. — *Kératose piliaire*, par VEYRIÈRES. — *Langue*, par BÉNARD. —
Lèpre, par MARCEL SÉE. — *Leucokératose*, par BÉNARD. — *Lichens*, par BROCQ.

Traité d'Anatomie Humaine

PUBLIÉ SOUS LA DIRECTION DE

P. POIRIER et **A. CHARPY**

Professeur agrégé à la Faculté
de médecine de Paris
Chirurgien des hôpitaux

Professeur d'anatomie
à la Faculté de médecine
de Toulouse

AVEC LA COLLABORATION DE

B. CUNÉO — P. FREDET — P. JACQUES — TH. JONNESCO
L. MANOUVRIER — A. NICOLAS
A. PRENANT — H. RIEFFEL — CH. SIMON — A. SOULIÉ

5 volumes grand in-8° avec figures noires et en couleurs.

ÉTAT DE LA PUBLICATION (1900)

Tome I. — (*Deuxième édition, revue et augmentée*). — **Embryologie**. Notions d'embryologie. **Ostéologie**. Considérations générales. Des membres. Squelette du tronc. Squelette de la tête. **Arthrologie**. Développement des articulations. Structure. Articulations des membres. Articulations du tronc. Articulations de la tête. *Un volume grand in-8°, avec* 807 *figures* . . . . **20** fr.

Tome II. — 1er Fascicule : **Myologie**. Embryologie. Histologie. Peauciers et aponévroses. *Un volume grand in-8°, avec* 312 *figures* . . . . **12** fr.

2e Fascicule : **Angéiologie**. (Cœur et Artères.) Histologie. *Un volume grand in-8°, avec* 145 *figures* . . . . **8** fr.

3e Fascicule : **Angéiologie**. Capillaires. Veines. *Un volume grand in-8°, avec* 75 *figures*. **6** fr.

Tome III. — 1er Fascicule : **Système nerveux**. Méninges. Moelle. Encéphale. Embryologie.

Histologie. *Un volume grand in-8°, avec* 201 *figures* . . . . **10** fr.

2e Fascicule : **Système nerveux**. Encéphale. *Un volume gr. in-8°, avec* 206 *figures*. **12** fr.

3e Fascicule : **Système nerveux**. Les Nerfs. Nerfs crâniens. Nerfs rachidiens. *Un volume grand in-8°, avec* 205 *figures* . . . . **12** fr.

Tome IV. — 1er Fascicule : **Tube digestif**. Développement. Bouche. Pharynx. Œsophage. Estomac. Intestins. *Un volume grand in-8°, avec* 158 *figures* . . . . **12** fr.

2e Fascicule : **Appareil respiratoire**. Larynx. Trachée. Poumons. Plèvre. Thyroïde Thymus. *Un volume grand in-8°, avec* 121 *figures* . . . . **6** fr.

3e Fascicule : **Annexes du tube digestif**. Dents. Glandes salivaires. Foie. Voies biliaires. Pancréas. Rate. Péritoine. *Un volume grand in-8° avec* 301 *figures en noir et en couleurs* . . . . **16** fr.

IL RESTE A PUBLIER

Les **Lymphatiques** qui termineront le tome II.

Les **organes génito-urinaires** et les **organes des sens** feront, afin d'éviter des volumes d'un maniement difficile, l'objet d'un tome V qui contiendra, en outre, un chapitre d'*Indications anthropométriques* et la *Table alphabétique des matières* de l'ouvrage.

PRÉCIS

D'OBSTÉTRIQUE

PAR MM.

A. RIBEMONT-DESSAIGNES | **G. LEPAGE**

Agrégé de la Faculté de médecine
Accoucheur de l'hôpital Beaujon
Membre de l'Académie de médecine

Professeur agrégé
à la Faculté de médecine de Paris
Accoucheur de l'hôpital de la Pitié

Cinquième édition

AVEC 590 FIGURES DANS LE TEXTE DESSINÉES PAR **M. RIBEMONT-DESSAIGNES**

1 vol. grand in-8° de XXVII-1405 pages, relié toile . . . . . . **30** fr.

Cet ouvrage est appelé à rendre de grands services, non seulement à l'étudiant qui prépare ses examens, mais aussi au praticien, abandonné qu'il est, la plupart du temps, au milieu des multiples difficultés de la clinique, et avec une instruction pratique souvent insuffisante.... Ce précis est donc le résumé très complet et très clair de l'art des accouchements; il est pratique pour le clinicien et l'étudiant, en même temps qu'intéressant pour le savant, et les auteurs seront récompensés de leur travail considérable par le succès qui les attend.   *(Revue de chirurgie.)*

TRAITÉ
DE PHYSIOLOGIE

PAR

J.-P. MORAT | **Maurice DOYON**
PROFESSEUR A L'UNIVERSITÉ DE LYON | PROFESSEUR AGRÉGÉ A LA FACULTÉ DE MÉDECINE DE LYON

5 volumes grand in-8°, avec figures dans le texte. En souscription . **50** *fr.*

I. — **Fonctions élémentaires.** — Prolégomènes. — Nutrition en général. — Physiologie des tissus en particulier (moins le système nerveux).

II. — **Fonctions d'innervation et du milieu intérieur.** — Système nerveux. — Sang; lymphe; liquides interstitiels.

III. — **Fonctions de nutrition.** — Circulation; calorification.

IV. — **Fonctions de nutrition** (suite). — Digestion; respiration; excrétion.

V. — **Fonctions de relation.** — Sens. — Langage; expression; locomotion. Fonctions de reproduction, à l'exception du développement embryologique.

Volumes publiés :

Fonctions de nutrition. — Circulation par M. DOYON; Calorification, par J.-P. MORAT.

1 vol. grand in-8°, avec 173 figures noires et en couleurs. . . . . . **12** fr.

Fonctions de nutrition (*suite et fin*). — Respiration, excrétion, par J.-P. MORAT; Digestion, absorption, par M. DOYON.

1 vol. grand in-8°, avec 167 figures en noir et en couleurs. . . . . . . **12** fr.

Les volumes suivants seront publiés au fur et à mesure de leur achèvement.

Traité de Gynécologie
Clinique et Opératoire

PAR

le Dʳ Samuel POZZI
PROFESSEUR AGRÉGÉ A LA FACULTÉ DE MÉDECINE, CHIRURGIEN DE L'HOPITAL BROCA
MEMBRE DE L'ACADÉMIE DE MÉDECINE

TROISIÈME ÉDITION, REVUE ET AUGMENTÉE

1 vol. in-8° de XXII-1270 pages, avec 628 fig. dans le texte. Relié toile. . **30** fr.

Je n'ai pas à faire l'éloge de ce traité qui, traduit en allemand, en anglais, en espagnol, en italien et en russe, a fait connaître la gynécologie française au monde entier. La troisième édition aura tout le succès des deux premières, si rapidement épuisées, parce que, comme ses sœurs aînées, elle a le mérite de contenir et de mettre au point les découvertes les plus récentes, sans rien négliger des acquisitions antérieures de la science gynécologique.

E. BONNAIRE. (*Presse médicale*, 2 janvier 1897).

Traité de Chirurgie

Publié sous la direction

DE MM.

Simon DUPLAY

Professeur de clinique chirurgicale à la Faculté
de médecine de Paris
Chirurgien de l'Hôtel-Dieu
Membre de l'Académie de médecine

Paul RECLUS

Professeur agrégé à la Faculté de médecine de Paris
Secrétaire général de la Société de Chirurgie
Chirurgien des hôpitaux
Membre de l'Académie de médecine

PAR MM.

BERGER — BROCA — PIERRE DELBET — DELENS — DEMOULIN
J.-L. FAURE — FORGUE — GÉRARD-MARCHANT — HARTMANN — HEYDENREICH
JALAGUIER — KIRMISSON — LAGRANGE — LEJARS
MICHAUX — NÉLATON — PEYROT — PONCET — QUÉNU — RICARD
RIEFFEL — SEGOND — TUFFIER — WALTHER

DEUXIÈME ÉDITION ENTIÈREMENT REFONDUE

8 forts volumes, grand in-8°, avec nombreuses figures. . . . . **150 fr.**

TOME PREMIER. 1 fort. vol. de 912 pages avec 218 figures. . . . . **18 fr.**

Reclus. Inflammations. — Traumatismes. —
Maladies virulentes.
Quénu. Des tumeurs.

Broca. Peau et tissu cellulaire sous-cutané.
Lejars. Lymphatiques, muscles, synoviales
tendineuses et bourses séreuses.

TOME II. 1 fort vol. de 996 pages, avec 361 figures . . . . **18 fr.**

Lejars. Nerfs.
Michaux. Artères.
Quénu. Maladie des veines.

Ricard et Demoulin. Lésions traumatiques
des os.
Poncet. Affections non traumatiques des os.

TOME III. 1 fort vol. de 940 pages avec 285 figures. . . . . **18 fr.**

Nélaton. Traumatismes, entorses, luxations,
plaies articulaires.

Lagrange. Arthrites infectieuses et inflammatoires.

Quénu. Arthropathies. Arthrites sèches. Corps
étrangers articulaires.
Gérard-Marchant. Maladies du crâne.
Kirmisson. Maladies du rachis.
Simon Duplay. Oreilles et Annexes.

TOME IV. 1 fort vol. de 896 pages, avec 354 figures . . . . **18 fr.**

Delens. Œil et annexes.
Gérard-Marchant. Nez, fosses nasales;

pharynx nasal et sinus.
Heydenreich. Mâchoires.

TOME V. 1 fort vol. de 948 pages, avec 187 figures . . . . **20 fr.**

Broca. Vices de développement de la face et
du cou. Face, lèvres, cavité buccale, gencives,
langue, palais et pharynx.
Hartmann. Plancher buccal, glandes salivaires,
œsophage et larynx.

Broca. Corps thyroïde.
Walther. Maladies du cou.
Peyrot. Poitrine.
Delbet. Mamelle.

TOME VI. 1 fort vol. de 1127 pages, avec 218 figures. . . . . **20 fr.**

Michaux. Parois de l'abdomen.
Berger. Hernies.
Jalaguier. Contusions et plaies de l'abdomen.
Lésions traumatiques et corps étrangers de
l'estomac et de l'intestin.
Hartmann. Estomac.

Jalaguier. Occlusion intestinale. Péritonites.
Appendicite.
Faure et Rieffel. Rectum et Anus.
Quénu. Mésentère. Rate. Pancréas.
Segond. Foie.

TOME VII. 1 fort vol. de 1272 pages, avec 297 figures dans le texte . **25 fr.**

Walther. Bassin.

Rieffel. Affections congénitales de la région

sacro-coccygienne.

Tuffier. Rein. Vessie. Uretères. Capsules
surrénales.
Forgue. Urèthre et prostate.
Reclus. Organes génitaux de l'homme.

TOME VIII. 1 fort vol. de 971 pages, avec 163 figures dans le texte. **20 fr.**

Michaux. Vulve et Vagin.
Delbet. Maladies de l'utérus.
Segond. Annexes de l'utérus, ovaires, trompes,

ligaments larges, péritoine pelvien.
Kirmisson. Maladies des membres.

TABLE ALPHABÉTIQUE des 8 volumes du *Traité de Chirurgie.*

CHARCOT — BOUCHARD — BRISSAUD

BABINSKI — BALLET — P. BLOCQ — BOIX — BRAULT — CHANTEMESSE — CHARRIN
CHAUFFARD — COURTOIS-SUFFIT — DUTIL — GILBERT — GUIGNARD — L. GUINON
GEORGES GUINON — HALLION — LAMY — LE GENDRE — MARFAN
MARIE — MATHIEU — NETTER — ŒTTINGER — ANDRÉ PETIT
RICHARDIÈRE — ROGER — RUAULT — SOUQUES — THOINOT
THIBIERGE — FERNAND WIDAL

TRAITÉ DE MÉDECINE

DEUXIÈME ÉDITION

(Entièrement refondue.)

PUBLIÉE SOUS LA DIRECTION DE MM.

BOUCHARD | BRISSAUD

Professeur à la Faculté de médecine de Paris | Professeur à la Faculté de médecine de Paris
Membre de l'Institut | Médecin de l'hôpital St-Antoine

10 volumes grand in-8°, avec figures dans le texte

En Souscription (Août 1900). . . . . 150 francs

TOME Ier

1 vol. grand in-8° de 845 pages, avec figures dans le texte : **16 fr.**

Les bactéries, par L. GUIGNARD, membre de l'Institut et de l'Académie de médecine, professeur à l'École de Pharmacie de Paris. — *Pathologie générale
infectieuse*, par A. CHARRIN, professeur remplaçant au Collège de France,
directeur du Laboratoire de médecine expérimentale (Hautes-Études), médecin
des hôpitaux. — *Troubles et maladies de la nutrition*, par PAUL LEGENDRE,
médecin de l'hôpital Tenon. — *Maladies infectieuses communes à l'homme et
aux animaux*, par G.-H. ROGER, professeur agrégé, médecin de l'hôpital de
la Porte d'Aubervilliers.

TOME II

1 vol. grand in-8° de 896 pages, avec figures dans le texte : **16 fr.**

Fièvre typhoïde, par A. CHANTEMESSE, professeur à la Faculté de médecine,
médecin des hôpitaux de Paris. — *Maladies infectieuses*, par F. WIDAL,
professeur agrégé, médecin des hôpitaux de Paris. — *Typhus exanthéma-
tique*, par L.-H. THOINOT, professeur agrégé, médecin des hôpitaux de Paris.
— *Fièvres éruptives*, par L. GUINON, médecin des hôpitaux de Paris. —
Érysipèle, par E. BOIX, chef de laboratoire à la Faculté. — *Diphtérie*, par
A. RUAULT. — *Rhumatisme articulaire aigu*, par ŒTTINGER, médecin des
hôpitaux de Paris. — *Scorbut*, par TOLLEMER, chef de laboratoire à la Faculté.

TOME III

1 vol. grand in-8° de 702 pages, avec figures dans le texte : **16 fr.**

Maladies cutanées, par G. THIBIERGE, médecin de l'hôpital de la Pitié. — *Maladies vénériennes*, par G. THIBIERGE. — *Maladies du sang*, par A. GILBERT,
professeur agrégé, médecin des hôpitaux de Paris. — *Intoxications*, par
H. RICHARDIÈRE, médecin des hôpitaux de Paris.

TOME IV

1 vol. grand in-8° de 680 pages, avec figures dans le texte : **16 fr.**

Maladies de l'estomac, par A. MATHIEU, médecin de l'hôpital Andral. — *Mala-
dies du pancréas*, par A. MATHIEU. — *Maladies de l'intestin*, par COURTOIS-
SUFFIT, médecin des hôpitaux de Paris. — *Maladies du péritoine*, par COUR-
TOIS-SUFFIT. — *Maladies de la bouche et du pharynx*, par A. RUAULT, médecin
honoraire de la Clinique laryngologique de l'Institution nationale des Sourds-
Muets.

Les tomes VI (*Maladies du nez, Asthme, Coqueluche, Maladies des bronches,
Troubles circulatoires du poumon, Maladies aiguës du poumon*) et VII (*Maladies
chroniques du poumon, Phtisie, Maladies de la plèvre et du médiastin*) seront publiés au mois d'octobre 1900. — Les autres volumes paraîtront successivement.

Traité de

Pathologie générale

PUBLIÉ PAR

Ch. BOUCHARD

MEMBRE DE L'INSTITUT

PROFESSEUR DE PATHOLOGIE GÉNÉRALE A LA FACULTÉ DE MÉDECINE DE

SECRÉTAIRE DE LA RÉDACTION :

G.-H. ROGER

Professeur agrégé à la Faculté de médecine de Paris, Médecin des hôpitaux.

COLLABORATEURS :

MM. ARNOZAN — D'ARSONVAL — BENNI — R. BLANCHARD — BOULAY — BOURCY — BRUN — CADIOT — CHABRIÉ — CHANTEMESSE — CHARRIN — CHAUFFARD — COURMONT — DÉJERINE — PIERRE DELBET — DEVIC — DUCAMP — MATHIAS DUVAL — FÉRÉ — FRÉMY — GAUCHER — GILBERT — GLEY — GUIGNARD — LOUIS GUINON — A.-F. GUYON — HALLÉ — HÉNOCQUE — HUGOUNENQ — LAMBLING — LANDOUZY — LAVERAN — LEBRETON — LE GENDRE — LEJARS — LE NOIR — LERMOYEZ — LETULLE — LUBET-BARBON — MARFAN — MAYOR — MÉNÉTRIER — NETTER — PIERRET — G.-H. ROGER — GABRIEL ROUX — RUFFER — RAYMOND — TRIPIER — VUILLEMIN — FERNAND WIDAL.

---

6 volumes grand in-8°, avec figures dans le texte.

Prix en souscription, jusqu'à la publication du tome V . . . . **112** fr.

TOME I

1 vol. grand in-8° de 1018 pages avec figures dans le texte : **18** fr.

Introduction à l'étude de la pathologie générale, par G.-H. ROGER. — Pathologie comparée de l'homme et des animaux, par G.-H. ROGER et P.-J. CADIOT. — Considérations générales sur les maladies des végétaux, par P. VUILLEMIN, chargé de cours à la Faculté de médecine de Nancy. — Pathogénie générale de l'embryon. Tératogénie, par MATHIAS DUVAL, professeur à la Faculté de médecine de Paris. — L'hérédité et la pathologie générale, par LE GENDRE, médecin des hôpitaux. — Prédisposition et immunité, par BOURCY, médecin des hôpitaux. — La fatigue et le surmenage, par MARFAN, professeur agrégé à la Faculté de médecine de Paris, médecin des hôpitaux. — Les Agents mécaniques, par LEJARS, professeur agrégé à la Faculté de médecine de Paris, chirurgien des hôpitaux. — Les Agents physiques. Chaleur. Froid. Lumière. Pression atmosphérique. Son, par LE NOIR. — Les Agents physiques. L'énergie électrique et la matière vivante, par D'ARSONVAL, membre de l'Institut, professeur au Collège de France. — Les Agents chimiques : les caustiques, par LE NOIR. — Les intoxications, par G.-H. ROGER.

TOME II

1 vol. grand in-8° de 910 pages avec figures dans le texte : **18 fr.**

L'infection, par CHARRIN, professeur agrégé à la Faculté de médecine de Paris, médecin des hôpitaux. — Notions générales de morphologie bactériologique, par GUIGNARD, membre de l'Institut, professeur à l'École de pharmacie. — Notions de chimie bactériologique, par HUGOUNENQ, professeur à la Faculté de médecine de Lyon. — Les microbes pathogènes, par ROUX, professeur agrégé à la Faculté de médecine de Lyon. — Le sol, l'eau et l'air, agents des maladies infectieuses, par CHANTEMESSE, professeur agrégé à la Faculté de médecine de Paris, médecin des hôpitaux. — Des maladies épidémiques, par LAVERAN, membre de l'Académie de médecine. — Sur les parasites des tumeurs épithéliales malignes, par RUFFER. — Les parasites, par R. BLANCHARD, professeur agrégé à la Faculté de médecine de Paris, membre de l'Académie de médecine.

TOME III

1 vol. in-8° de plus de 1.100 pages, avec figures dans le texte.
publié en deux fascicules : **28 francs.**

Fasc. I. — Notions générales sur la nutrition à l'état normal, par E. LAMBLING, professeur à l'Université de Lille. — Les troubles préalables de la nutrition, par CH. BOUCHARD, professeur à la Faculté de médecine, membre de l'Institut. — Les réactions nerveuses, par CH. BOUCHARD et G.-H. ROGER, professeur agrégé à la Faculté de médecine de Paris, médecin de l'hôpital d'Aubervilliers. — Les processus pathogéniques de deuxième ordre, par G.-H. ROGER.
Fasc. II. — Considérations préliminaires sur la physiologie et l'anatomie pathologiques, par G.-H. ROGER. — De la fièvre, par LOUIS GUINON, médecin des hôpitaux de Paris. — L'hypothermie, par F.-J. GUYON. — Mécanisme physiologique des troubles vasculaires, par E. GLEY, professeur agrégé à la Faculté de médecine de Paris. — Les désordres de la circulation dans les maladies, par A. CHARRIN, professeur agrégé à la Faculté de médecine de Paris, professeur remplaçant au Collège de France, médecin des hôpitaux. — Thrombose et embolie, par A. MAYOR, professeur à la Faculté de médecine de Genève. — De l'inflammation, par J. COURMONT, professeur agrégé à la Faculté de médecine de Lyon, médecin des hôpitaux. — Anatomie pathologique générale des lésions inflammatoires, par M. LETULLE, professeur agrégé à la Faculté de médecine de Paris, médecin de l'hôpital Boucicaut. — Les altérations anatomiques non inflammatoires, par P. LE NOIR, médecin des hôpitaux. — Les tumeurs, par P. MÉNÉTRIER, professeur agrégé, médecin de l'hôpital Tenon.

TOME IV

1 vol. in-8° de 719 pages avec figures dans le texte : **16 fr.**

Évolution des maladies, par DUCAMP, professeur à la Faculté de médecine de Montpellier. — Sémiologie du sang, par A. GILBERT, professeur agrégé, médecin de l'hôpital Broussais. — Spectroscopie du sang. Sémiologie, par A. HÉNOCQUE, directeur-adjoint du Laboratoire de physique biologique du Collège de France. — Sémiologie du cœur et des vaisseaux, par R. TRIPIER, professeur à la Faculté de médecine de Lyon, et DEVIC, agrégé à la Faculté de Lyon, médecin des hôpitaux. — Sémiologie du nez et du pharynx nasal, par M. LERMOYEZ, médecin de l'hôpital St-Antoine, et M. BOULAY, ancien interne des hôpitaux. — Sémiologie du larynx, par M. LERMOYEZ et M. BOULAY. — Sémiologie des voies respiratoires, par M. LEBRETON, médecin des hôpitaux. — Sémiologie générale du tube digestif, par P. LE GENDRE, médecin de l'hôpital Tenon.

Pour paraître prochainement :

TOME V

1 fort vol. in-8° avec nombreuses figures dans le texte.

Sémiologie du foie, par CHAUFFARD. — Pancréas, par X. ARNOZAN. — Analyse chimique des urines, par C. CHABRIÉ. — Analyse microscopique des urines (Histo-bactériologie), par NOEL HALLÉ. — Le rein, l'urine et l'organisme, par A. CHARRIN. — Sémiologie des organes génitaux, par PIERRE DELBET. — Sémiologie du système nerveux, par J. DÉJERINE.

Traité

DES

Maladies de l'Enfance

PUBLIÉ SOUS LA DIRECTION DE MM.

J. GRANCHER

PROFESSEUR A LA FACULTÉ DE MÉDECINE DE PARIS
MEMBRE DE L'ACADÉMIE DE MÉDECINE, MÉDECIN DE L'HOPITAL DES ENFANTS-MALADES

J. COMBY

MÉDECIN DE L'HOPITAL DES ENFANTS-MALADES

A.-B. MARFAN

AGRÉGÉ, MÉDECIN DES HOPITAUX

5 forts volumes grand in-8°, avec figures dans le texte. . . . . . . **90** francs

'Ce *Traité des Maladies de l'Enfance* comble une lacune, et les médecins attendaient avec impatience l'apparition de cet ouvrage. Il existait déjà en effet, traitant des maladies de l'Enfance, plusieurs manuels dont quelques-uns sont fort appréciés, mais nous n'avions pas de traité complet dans lequel les questions de pédiatrie fussent étudiées d'une façon complète. Cet ouvrage paraît en cinq beaux volumes, et la notoriété qui s'attache aux noms des directeurs de cette publication et à ceux des collaborateurs suffit pour lui assurer un plein succès. Les maladies qui y sont traitées ont été confiées, en effet, aux pédiatres qui les ont étudiées d'une façon spéciale. Cette œuvre est pour ainsi dire une œuvre internationale, et parmi les noms des collaborateurs nous trouvons ceux des pédiatres les plus renommés de tous les pays, qui nous font ainsi profiter de l'expérience qu'ils peuvent avoir d'affections qu'ils rencontrent plus que d'autres dans leur champ d'observation. Bien plus, la Médecine et la Chirurgie, ces deux sœurs jumelles qu'on tend bien à tort à séparer sans cesse, ont trouvé le moyen de se retrouver côte à côte au grand profit des lecteurs.

Les 5 volumes se vendent séparément :
Tome I, **18** fr.   Tome II, **18** fr.   Tome III, **20** fr.   Tome IV, **18** fr.   Tome V, **18** fr.

Traité de
Thérapeutique Chirurgicale

PAR

Émile FORGUE

Professeur de clinique chirurgicale
à la Faculté de médecine de Montpellier
Membre correspondant
de la Société de chirurgie
Chirurgien en chef de l'hôpital Saint-Éloi
Médecin-major hors cadre

Paul RECLUS

Professeur agrégé
à la Faculté de médecine de Paris
Chirurgien de l'hôpital Laënnec
Secrétaire général
de la Société de chirurgie
Membre de l'Académie de médecine

DEUXIÈME ÉDITION ENTIÈREMENT REFONDUE

AVEC 472 FIGURES DANS LE TEXTE

2 volumes grand in-8° de 2116 pages. . . . . . **34** fr.

Les auteurs ont comblé une lacune dans la bibliographie chirurgicale en donnant un livre qui soit à la fois une œuvre de médecine opératoire clinique et en même temps un traité des indications, et l'on comprend facilement que le succès d'un pareil travail ait obligé les auteurs à en publier rapidement une deuxième édition. Dans celle-ci on peut se rendre compte en quelque sorte des progrès, des modifications qui sont survenus depuis ces dernières années dans la thérapeutique chirurgicale....

(*Lyon médical*, 13 février 1898.)

Traité de Microbiologie

Par E. DUCLAUX

Membre de l'Institut, Directeur de l'Institut Pasteur, Professeur à la Sorbonne
et à l'Institut agronomique.

TOME I. — MICROBIOLOGIE GÉNÉRALE

1 fort volume grand in-8°, avec figures dans le texte. . . . . **15** fr.

TOME II. — DIASTASES, TOXINES ET VENINS

1 fort volume grand in-8°, avec figures dans le texte . . . . **15** fr.

TOME III. — FERMENTATION ALCOOLIQUE

1 fort volume grand in-8°, avec figures dans le texte. . . . . **15** fr.

Le *Traité de Microbiologie* formera 7 volumes qui paraîtront successivement.
Il paraîtra un volume par an.

Divisions de l'Ouvrage. — Tome IV. Fermentations diverses des substances non azotées. —
Tome V. Fermentations diverses des substances azotées. — Tome VI. Applications industrielles
et agricoles. — Tome VII. Applications physiologiques.

Leçons sur les bactéries pathogènes

FAITES A L'HOTEL-DIEU ANNEXE

Par P. DUFLOCQ

Un volume in-8°. . . . . **10** fr.

Précis de Bactériologie clinique

Par R. WURTZ

Professeur agrégé à la Faculté de médecine de Paris, Médecin des hôpitaux.

DEUXIÈME ÉDITION, REVUE ET AUGMENTÉE

1 vol. in-16 diamant, avec tableaux synoptiques et figures dans le texte, cartonné toile. **6** fr.

Traité de Chirurgie d'urgence

Par Félix LEJARS

Professeur agrégé à la Faculté de médecine de Paris,
Chirurgien de l'Hôpital Tenon, membre de la Société de Chirurgie.

DEUXIÈME ÉDITION, REVUE ET AUGMENTÉE

1 volume grand in-8° de 908 pages; avec 617 figures,
dont 249 dessinées d'après nature, par le Dr E. DALEINE,
et 150 photographies originales, relié toile. . . . . **25** fr.

Au nombre des additions qui ont été faites à cette seconde édition, il faut
signaler particulièrement : *Les Corps étrangers des fosses nasales, les Plaies du
crâne, de la face et de la langue, les Abcès de la bouche et de la gorge, les Phleg-
mons du cou, la Néphrotomie d'urgence, les Abcès de la prostate, le Paraphimosis,
les Abcès de l'anus et du rectum, la Dilatation anale d'urgence, les Plaies articulaires,* et toute une série de questions de pratique journalière, *les Sutures, les
Plaies des parties molles, les Abcès chauds, les Adéno-phlegmons et le Panaris,
le Phlegmon et l'Anthrax diffus, etc.* Une large place a été faite à la *Chirurgie
des membres,* et le chapitre des *Fractures* a été plus que doublé. Enfin, plus de
130 dessins inédits et de photographies originales ont enrichi encore une illus-
tration déjà hors de pair et universellement appréciée.

DIEULAFOY (G.), professeur de clinique médicale à la Faculté de médecine de Paris, médecin de l'Hôtel-Dieu, membre de l'Académie de médecine.

Manuel de Pathologie interne. *Douzième édition.* 4 vol. in-16 diamant, avec figures en noir et en couleurs, cartonnés à l'anglaise, tranches rouges . . . . **28** fr.

RECLUS, KIRMISSON, PEYROT, BOUILLY, professeurs agrégés à la Faculté de médecine de Paris, chirurgiens des hôpitaux.

Manuel de Pathologie externe. Édition complète illustrée de 720 figures. 4 volumes in-8º . . . . **40** fr.
Chaque volume est vendu séparément . . . . **10** fr.

DUVAL (Mathias), professeur d'histologie à la Faculté de médecine de Paris, membre de l'Académie de médecine.

Précis d'Histologie. *Deuxième édition, revue et augmentée.* 1 fort vol. grand in-8º de 1020 pages, avec 427 figures dans le texte. . . . . **18** fr.

FARABEUF (L.-H.), professeur à la Faculté de médecine de Paris, membre de l'Académie de médecine.

Précis de Manuel opératoire, *Quatrième édition.* 1 vol. in-8º, avec 799 figures dans le texte . . . . **16** fr.

THOINOT (L.-H.), professeur agrégé à la Faculté de médecine de Paris, médecin des hôpitaux, et **MASSELIN** (E.-J.) médecin, vétérinaire.

Précis de Microbie. *Technique et microbes pathogènes.* Ouvrage couronné par la Faculté de médecine (Prix Jeunesse). *Troisième édition, revue et augmentée.* 1 vol. in-18 diamant, avec 93 figures noires et en couleur. Cartonné à l'anglaise, tranches rouges. **7** fr.

WURTZ (R.), professeur agrégé à la Faculté de médecine de Paris, médecin des hôpitaux.

Précis de Bactériologie clinique, *Deuxième édition*, avec tableaux synoptiques et figures dans le texte. 1 volume in-16 diamant . . . . **6** fr.

WALLER (Augustus), M.D., F.R.S., professeur de physiologie au Saint-Mary's Hospital, à Londres.

Éléments de Physiologie humaine, traduit de l'anglais par le Dr HERZEN, professeur de physiologie à l'Université de Lausanne. 1 vol. in-8º, avec 311 figures dans le texte. . . . . . . **14** fr.

BARD (L.), professeur à la Faculté de médecine de l'Université de Lyon, médecin de l'Hôtel-Dieu.

Précis d'Anatomie pathologique. *Deuxième édition revue et augmentée*, avec 125 figures dans le texte. 1 volume in-16 diamant, de XII-804 pages, cartonné toile, tranches rouges. **7** fr. **50**

Cliniques médicales de l'Hôtel-Dieu, par

G. DIEULAFOY, professeur de clinique médicale à la Faculté de médecine de Paris, médecin de l'Hôtel-Dieu, membre de l'Académie de médecine.

1896-1897. 1 vol. gr. in-8°, avec fig. dans le texte et 1 pl. hors texte **10** fr.
1897-1898. 1 vol. grand in-8°, avec figures dans le texte . . . . **10** fr.
1898-1899. 1 vol. grand in-8°, avec figures dans le texte . . . . **10** fr.

Traité pratique des déviations de la colonne vertébrale, par P. REDARD, ancien chef

de clinique chirurgicale de la Faculté de médecine de Paris, chirurgien en chef du dispensaire Furtado-Heine, membre correspondant de l'American orthopedic Association. 1 volume grand in-8° de 466 pages avec 231 figures dans le texte. . . . . **12** fr.

Traité de l'Uréthrostomie périnéale dans les rétrécissements incurables de l'urèthre. — *Création au périnée d'un méat contre*

nature, périnéostomie, méat périnéal, par MM. **Antonin PONCET**, professeur de clinique chirurgicale à l'Université de Lyon, ex-chirurgien en chef de l'Hôtel-Dieu, membre correspondant de l'Académie de médecine, et **Xavier DELORE**, ex-prosecteur, chef de clinique chirurgicale à l'Université de Lyon, lauréat de l'Académie de médecine. 1 vol. in-8° avec 11 figures dans le texte, broché. **4** fr.

Leçons sur les maladies du sang (*Clinique*

de l'hôpital Saint-Antoine), par Georges **HAYEM**, professeur à la Faculté de médecine de Paris, membre de l'Académie de médecine, recueillies par MM. **E. PARMENTIER**, médecin des hôpitaux, et **R. BENSAUDE**, chef du laboratoire d'anatomie pathologique à l'hôpital Saint-Antoine. 1 vol. in-8°, broché, avec 4 pl. en couleurs, par M^r. KARMANSKI. . . . . **15** fr.

Le Corset (*Etude physiologique et pratique*), par Mme GACHES-

SARRAUTE, docteur en médecine. 1 volume in-8° broché, avec figures dans le texte . . . . **4** fr.

Cliniques chirurgicales de l'Hôtel-Dieu,

par **Simon DUPLAY**, professeur de clinique chirurgicale à la Faculté de médecine de Paris, membre de l'Académie de médecine, chirurgien de l'Hôtel-Dieu, recueillies et publiées par les Drs **Maurice CAZIN**, chef de clinique chirurgicale à l'Hôtel-Dieu, et **S. CLADO**, chef des travaux gynécologiques.

Première série. 1897. 1 vol. grand in-8°, avec figures . . . . . . **7** fr.
Deuxième série. 1898. 1 vol. grand in-8°, avec figures . . . . . . **8** fr.
Troisième série. 1899. 1 vol. grand in-8°, avec figures . . . . . . **8** fr.

Encyclopédie Scientifique

DES

Aide-Mémoire

PUBLIÉE SOUS LA DIRECTION DE

H. LÉAUTÉ

Membre de l'Institut

Au 1ᵉʳ Août 1900, 260 VOLUMES ont paru

Chaque ouvrage forme 1 volume petit in-8°, vendu :

Broché. . . . **2** fr. **50** | Cartonné toile. . **3** fr.

Derniers volumes parus dans la section du **Biologiste** :

Thérapeutique clinique de la fièvre typhoïde, par le Dʳ ODILON MARTIN, chef de laboratoire à l'Université de Lyon.

Chaleur animale : Principes chimiques de la production de la chaleur chez les êtres vivants, par M. BERTHELOT, secrétaire perpétuel de l'Académie des Sciences. 2 volumes.

La Goutte : Essai de pathogénie morphologique, par le Dʳ CRITZMAN, préparateur à la Faculté de médecine de Paris.

Des Péricardites, par le Dʳ E. GIRAUDEAU.

Maladies des organes respiratoires : Méthode d'exploration; signes physiques, par le Dʳ LÉON FAISANS, médecin de l'Hôpital de la Pitié. 2ᵉ *édition*.

Examen et séméiotique du cœur : Signes physiques, par le Dʳ PIERRE MERKLEN, médecin de l'hôpital Saint-Antoine. 2ᵉ *édition*.

L'Occlusion intestinale, par le Dʳ BAUBY, chirurgien des hôpitaux de Toulouse.

L'Appendicite, par CH. MONOD, professeur agrégé, chirurgien de l'hôpital Saint-Antoine, et J. VANVERTS, interne des hôpitaux.

Technique bactériologique, par R. WURTZ, professeur agrégé, médecin des hôpitaux de Paris. 2ᵉ *édition, revue et augmentée*.

Vaccine et Vaccination, par J. DELOBEL, docteur en médecine, et P. COZETTE, médecin-vétérinaire, lauréats de l'Institut.

Maladies des voies urinaires, par P. BAZY, chirurgien des hôpitaux. 2ᵉ *édition*. 2 vol.

La péritonite tuberculeuse, par le Dʳ G. MAURANGE.

Les troubles auditifs dans les maladies nerveuses, par J.-F. COLLET, professeur agrégé à la Faculté de Lyon.

Notions de Laryngoscopie utiles aux médecins, par J.-F. COLLET.

Études sur la criminalité, par A. DALLEMAGNE, professeur de médecine légale à l'Université de Bruxelles. 3 volumes.

La Chimie de la cellule vivante, par ARMAND GAUTIER, de l'Institut, professeur à la Faculté de médecine de Paris.

Les Artérites et les Scléroses, par le Dʳ A. BRAULT, médecin de l'hôpital Tenon, chef des Travaux pratiques d'Anatomie pathologique à la Faculté de médecine.

La Bactéridie charbonneuse, par F. LE DANTEC, ancien élève de l'Ecole Normale supérieure, docteur ès sciences.

Energétique musculaire, par F. LAULANIÉ, professeur de Physiologie à l'Ecole vétérinaire de Toulouse, avec une préface de A. CHAUVEAU, de l'Institut.

Précis élémentaire de Dermatologie en 5 volumes, par L. BROCQ, médecin des hôpitaux, et L. JACQUET, ancien interne de Saint-Louis. 2ᵉ *édition*.

Les Poisons de l'organisme, par A. CHARRIN, professeur agrégé, médecin des hôpitaux, directeur adjoint du laboratoire de Pathologie générale, assistant au Collège de France. 3 vol.

Soins à donner aux Malades, par le Dʳ DEMMLER, membre correspondant de la Société de Chirurgie.

La Cocaïne en chirurgie, par le Dʳ PAUL RECLUS, professeur agrégé, chirurgien de l'hôpital de la Pitié.

Le Catalogue spécial de l'Encyclopédie Léauté est envoyé sur demande.

BIBLIOTHÈQUE
d'Hygiène thérapeutique

DIRIGÉE PAR

Le Professeur PROUST

Membre de l'Académie de médecine, Médecin de l'Hôtel-Dieu,
Inspecteur général des Services sanitaires.

Chaque ouvrage forme un volume in-16, cartonné toile, tranches rouges,
et est vendu séparément : **4 fr.**

Chacun des volumes de cette collection n'est consacré qu'à une seule maladie ou à un seul groupe de maladies. Grâce à leur format, ils sont d'un maniement commode. D'un autre côté, en accordant un volume spécial à chacun des grands sujets d'hygiène thérapeutique, il a été facile de donner à leur développement toute l'étendue nécessaire.

L'hygiène thérapeutique s'appuie directement sur la pathogénie ; elle doit en être la conclusion logique et naturelle. La genèse des maladies sera donc étudiée tout d'abord. On se préoccupera moins d'être absolument complet que d'être clair. On ne cherchera pas à tracer un historique savant, à faire preuve de brillante érudition, à encombrer le texte de citations bibliographiques. On s'efforcera de n'exposer que les données importantes de pathogénie et d'hygiène thérapeutique et à les mettre en lumière.

VOLUMES PARUS :

L'Hygiène du Goutteux, par le Professeur PROUST et A. MATHIEU, médecin de l'hôpital Andral.

L'Hygiène de l'Obèse, par le Professeur PROUST et A. MATHIEU.

L'Hygiène des Asthmatiques, par E. BRISSAUD, professeur à la Faculté de Paris, médecin de l'hôpital Saint-Antoine.

L'Hygiène du Syphilitique, par H. BOURGES, préparateur au laboratoire d'hygiène de la Faculté de médecine.

Hygiène et thérapeutique thermales, par G. DELFAU, ancien interne des hôpitaux de Paris.

Les Cures thermales, par G. DELFAU, ancien interne des hôpitaux.

L'Hygiène du Neurasthénique (*Deuxième édition*), par le Professeur PROUST et G. BALLET, professeur agrégé, médecin des hôpitaux de Paris.

L'Hygiène des Albuminuriques, par le Dr SPRINGER, chef du laboratoire de la Faculté de médecine à l'hôpital de la Charité.

L'Hygiène des Tuberculeux, par le Dr CHUQUET, ancien interne des hôpitaux de Paris, médecin consultant à Cannes, avec une préface du Dr DAREMBERG, correspondant de l'Académie de médecine.

Hygiène et thérapeutique des maladies de la bouche, par le Dr CRUET, dentiste des hôpitaux de Paris, avec une préface du Professeur LANNELONGUE, membre de l'Institut.

L'Hygiène des Diabétiques, par le Professeur PROUST et A. MATHIEU, médecin de l'hôpital Andral.

L'Hygiène des maladies du cœur, par le Dr VAQUEZ, professeur agrégé à la Faculté de Médecine de Paris, médecin des hôpitaux, avec une préface du Professeur POTAIN, membre de l'Institut.

L'Hygiène du Dyspeptique, par le Dr LINOSSIER, professeur agrégé à la Faculté de médecine de Lyon, membre correspondant de l'Académie de médecine, médecin à Vichy.

VOLUME EN PRÉPARATION :

L'Hygiène des maladies de la peau, par le Dr G. THIBIERGE, médecin des hôpitaux de Paris.

Archives d'Anatomie Microscopique

FONDÉES PAR

E.-G. BALBIANI et L. RANVIER

PUBLIÉES PAR

L. RANVIER ET L.-F. HENNEGUY

Professeur d'anatomie générale
au Collège de France

Professeur d'embryogénie
au Collège de France

En France, l'autonomie de la microscopie, au point de vue de sa diffusion par les journaux, ne s'est pas encore réalisée, au moins d'une manière aussi complète qu'en Angleterre et en Allemagne, et nous n'avons encore aucun périodique qui lui soit aussi spécialement consacré que certains recueils étrangers. Les Archives d'Anatomie microscopique sont venues combler cette lacune.

Les **Archives d'Anatomie microscopique** *paraissent par fascicules in-8° d'environ 150 pages ; elles publient de nombreuses planches hors texte en noir et en couleurs et des figures intercalées dans le texte. Quatre fascicules, paraissant à des époques indéterminées, correspondent à un volume.*

L'abonnement est fait par volume aux prix suivants : PARIS ET DÉPARTEMENTS, **36** fr. — UNION POSTALE, **38** fr.— Les fascicules sont vendus séparément au prix de **10** fr.

Nouvelle Iconographie
de la Salpêtrière

Fondée en 1888 par J.-M. CHARCOT

PUBLIÉE SOUS LA DIRECTION DES PROFESSEURS

F. RAYMOND   A. JOFFROY   A. FOURNIER

PAR

PAUL RICHER   GILLES DE LA TOURETTE   ALBERT LONDE

SECRÉTAIRE DE LA RÉDACTION : **HENRY MEIGE**

La Nouvelle Iconographie de la Salpêtrière, fondée en 1888 par le Professeur CHARCOT, est une publication dont l'utilité scientifique se double d'un intérêt artistique. Elle réunit les mémoires originaux relatifs aux *maladies nerveuses* ou *mentales*, ainsi que les travaux ayant trait aux *affections cutanées* ou *syphilitiques* dans leurs rapports avec la neuropathologie.

Chaque année comprend **six fascicules**, paraissant tous les deux mois, et qui, réunis, forment un volume d'environ 500 *pages* avec figures dans le texte et nombreuses planches hors texte. *Dix volumes* parus jusqu'à ce jour et illustrés de plus de 450 *planches phototypiques tirées hors texte* et de près de 700 *figures* dans le texte forment la collection la plus scientifique et la plus artistique des faits les plus intéressants observés dans les différentes cliniques.

Prix de l'abonnement annuel : PARIS, **25** fr. DÉPARTEMENTS, **27** fr. UNION POSTALE, **28** fr.

REVUE NEUROLOGIQUE

ORGANE OFFICIEL DE LA SOCIÉTÉ DE NEUROLOGIE

RECUEIL SPÉCIAL D'ANALYSE DES TRAVAUX CONCERNANT LE SYSTÈME NERVEUX ET SES MALADIES

SOUS LA DIRECTION DE

E. BRISSAUD et P. MARIE

Secrétaire de la Rédaction : Dʳ Henry MEIGE

Paraissant le 15 et le 30 de chaque mois.

La **Revue neurologique** est le seul organe français qui analyse tous les travaux français et étrangers concernant le Système Nerveux et ses maladies.

Prix de l'abonnement annuel : PARIS ET DÉPARTEMENTS, **25** fr. UNION POSTALE, **27** fr.

Journal de Physiologie
et de Pathologie générale

PUBLIÉ PAR

MM. BOUCHARD et CHAUVEAU

Comité de Rédaction : MM. J. COURMONT, E. GLEY, P. TEISSIER

Au moment où les Archives de Physiologie normale et pathologique viennent de cesser leur publication, nous signalons ce journal, où la science physiologique française trouve une large place à côté de la pathologie générale.

Le Journal de Physiologie et de Pathologie générale paraît tous les deux mois dans le format grand in-8°, avec planches et figures dans le texte.

Chaque numéro, de 200 pages environ, contient, outre les mémoires originaux, un index bibliographique de 30 à 40 pages comprenant l'analyse sommaire des travaux français et étrangers de physiologie et de pathologie générale.

L'année forme un volume de 1200 pages environ.

PRIX DE L'ABONNEMENT : Paris : **28** francs. — France et Union postale : **30** francs.

Archives de Médecine Expérimentale
et d'Anatomie Pathologique

Fondées par J.-M. CHARCOT

PUBLIÉES PAR MM. GRANCHER, JOFFROY, LÉPINE
Secrétaires de la Rédaction : CH. ACHARD, R. WURTZ

Les Archives de Médecine expérimentale sont un recueil de mémoires originaux consacrés à la médecine scientifique. Éclairer la clinique par les recherches de laboratoire, tel est leur but. Toutes les méthodes scientifiques capables de contribuer aux progrès de la médecine, toutes les recherches de laboratoire susceptibles d'application à la clinique ont leurs places marquées dans cette publication. Aussi la diversité des sujets traités est-elle très grande. La part principale est attribuée à la microbiologie ainsi qu'à la pathologie expérimentale et à l'anatomie pathologique. En outre, une place est également réservée à la chimie biologique et à la thérapeutique expérimentale. Cette publication compte parmi ses collaborateurs de nombreux savants français et étrangers, et son succès n'a cessé de s'affirmer depuis les dix années écoulées à partir de sa fondation.

Paraissant par fascicules tous les deux mois, les Archives de Médecine expérimentale forment chaque année un volume d'environ 800 pages, illustré de figures dans le texte, et de planches hors texte en noir et en couleurs.

Prix de l'Abonnement annuel :
PARIS, **24** francs. — DÉPARTEMENTS, **25** francs. — UNION POSTALE, **26** francs.

ANNALES DE L'INSTITUT PASTEUR
(Journal de Microbiologie)

Fondées sous le patronage de M. PASTEUR

ET PUBLIÉES PAR

M. DUCLAUX

Membre de l'Institut, Directeur de l'Institut Pasteur, Professeur à la Sorbonne

ASSISTÉ DU COMITÉ DE RÉDACTION COMPOSÉ DE MM.

CALMETTE, CHAMBERLAND, D' GRANCHER, METCHNIKOFF, NOCARD, D' ROUX, D' VAILLARD

Les *Annales de l'Institut Pasteur* réunissent les recherches, travaux et découvertes de l'Institut Pasteur de Paris et des nombreux instituts et laboratoires élevés dans le même but en province et à l'étranger. C'est l'organe le plus compétent en microbiologie et le plus autorisé dans toutes les questions de contagion, d'immunité et de sérothérapie.

Les Annales paraissent le 25 de chaque mois. — Chaque numéro contient plusieurs mémoires originaux, illustrés de figures dans le texte et de planches hors texte en noir et en couleurs.

PARIS. . . **18** fr. — DÉPARTEMENTS ET UNION POSTALE. **20** fr.